李时珍中草药读本 家庭日用必备宝典

本草纲目家庭读本

（第二版）

U0272423

主 编 庞德湘

副主编 李正富 王文成 耿 强

编 委 （按姓氏笔画排序）

马 文 王 洁 朱红叶

孙 翔 孙 静 倪丽伟

黄继勇 董 雷

中国中医药出版社

·北 京·

图书在版编目（CIP）数据

本草纲目家庭读本 / 庞德湘主编. —2 版. —北京：中国中医药出版社，2019.9
ISBN 978-7-5132-4369-8

Ⅰ. ①本… Ⅱ. ①庞… Ⅲ. ①《本草纲目》—普及读物 Ⅳ. ①R281.3-49

中国版本图书馆 CIP 数据核字（2017）第 181697 号

中国中医药出版社出版

北京经济技术开发区科创十三街 31 号院二区 8 号楼
邮政编码 100176
传真 010-64405750
河北新华第二印刷有限责任公司印刷
各地新华书店经销

开本 710×1000 1/16 印张 15 字数 207 千字
2019 年 9 月第 2 版 2019 年 9 月第 1 次印刷
书号 ISBN 978-7-5132-4369-8

定价 98.00 元
网址 www.cptcm.com

社 长 热 线 010-64405720
购 书 热 线 010-89535836
维 权 打 假 010-64405753

微信服务号 zgzyycbs
微商城网址 https://kdt.im/LIdUGr
官 方 微 博 http://e.weibo.com/cptcm
天猫旗舰店网址 https://zgzyycbs.tmall.com

如有印装质量问题请与本社出版部联系(010-64405510)

编写说明

　　《本草纲目》是明代医学家李时珍闻名世界的巨著。我们之所以将其改写成"普及本",就是想让这本巨著走入寻常百姓家,让普通人对身边的花花草草、飞禽走兽、山石田土都有所了解,甚至会认识它们、利用它们,同时对一些日常生活常见的小痛苦,通过简单的小方子,自己就可以解决。当然,他们不会在乎这棵草是不是医保范畴,这也是我们的初衷吧。《本草纲目》一书也可以看作是"中医药的一个伟大宝库",祖辈们5000年来的知识积累,给中华民族带来的昌盛,并不是口头上说说那么闲逸,热爱祖国的每一寸土地和一草一木,也显得更有实质性的内容。我们简化了原文的内容,将文言变成了家常话,同时简略了那些毒性大的药物。病情重的和危险性强的疾病,需要留给医院去解决。容易中毒的药物,希望在使用时,到中医师处咨询是否可用,以免发生不测,造成生命危险,那就不是我们的初衷了。另外,本书中所列虎、豹、象、犀等动物,临床用其代用品。

本书由李正富、王文成、耿强、倪丽伟、马文、朱红叶、黄继勇、孙静、董雷、王洁等分别编写,同时负责图片的拍摄。李正富经常出入菜市场及西溪湿地,拍摄中草药及蔬菜谷物。本人陪同国家级名中医、浙江中医药大学连建伟教授,深入天目山大石浪山区拍摄部分照片。本书部分采用了浙江中医药大学药学院黄真院长和葛尔宁教授编写的中药学及图谱,中药饮片由浙江中医药大学附属第二医院主管中药师钟毓倩拍摄。部分中药图片来自网友赠送。在此对大家表示衷心的感谢!

　　经过这次编写,我们看到先贤李时珍的丰功伟绩,也学到了不少好的东西。我们的编写或许不能表达其万一,但对自己却是一种知识的积累和升华。愿本书走入寻常百姓家,对国人的中医药知识及健康有所帮助!

庞德湘

于天目山麓镜译书舍

2019 年 6 月

目 录
Contents

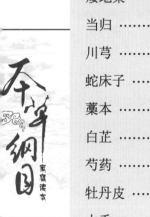

第二章 木 部

第三章 谷 部

第四章
菜 部

目 录

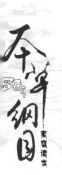

第五章
果 部

目录

目

录

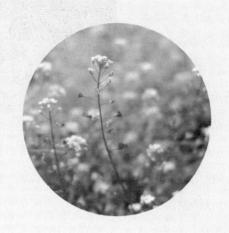

【性味功能】

味甘,性平,无毒。有补脾益气,清热解毒,祛痰止咳,缓急止痛,调和诸药的作用。

【应　　用】

1.**感冒咽喉疼痛**。用甘草60克,加蜜炒过后,加水400毫升,煮成300毫升。每次服用一半,一天服2次。

2.**肺热咽喉疼痛**。用炒甘草60克,桔梗(淘米水浸1夜)30克,加入半斤阿胶(烊化),拌匀。每次取15克,水煮后服用。

3.**小儿热嗽**。用甘草60克,在猪胆汁中浸5天,取出炙后研成细末,和

上蜜做成绿豆大小的丸子。每次饭后用薄荷水送服10丸。

4.**婴儿便秘**。用甘草、枳壳各3克,加半碗水煮后服用。

5.**儿童遗尿**。用大甘草头煮汤,每晚睡觉前服用。

6.**阴道炎**。甘草煮汤,一天洗3~5次。

7.**烧烫伤**。用甘草和蜜一起煮后涂搽在患处。

【性味功能】

味甘,性微温,无毒。有补气固表,利水消肿托毒,生肌的功能。

【应　用】

1. **小便不通。** 用黄芪6克，加2碗水煮到剩1碗，趁温服用。小儿减半。

2. **老人便秘。** 用黄芪、陈皮各15克，研成细末。另外用蓖麻子20克，捣烂后加水揉出浆汁，煮到只剩一半浆汁的时候，放入1勺白蜜后再煮，再放入黄芪、陈皮末，搅匀后服用。服2次就可以通便，可以经常服用。

3. **甲沟炎。** 用黄芪60克，竹茹30克，放入醋中浸泡一夜后，加入猪油100毫升，小火煎成40毫升。去除渣滓后，取上面的油脂涂抹在疮口上，一天3次。

【食　疗】

1. **参芪大枣粥：** 黄芪15克，党参10克，大枣30克，粳米100克。黄芪、党参煎水取汁，与后两者一同煮粥食。本方以黄芪、党参补脾益气，与大枣协同奏效。用于脾虚气弱，体倦乏力，自汗，饮食减少，或易于感冒者。

2. **芪苓鲤鱼汤：** 黄芪50克，茯苓30克，鲤鱼1尾。鲤鱼洗净，黄芪、茯苓以纱布包扎，加水同煮，以生姜、盐调味，饮汤吃鱼。本方以黄芪补脾益气、利尿消肿，茯苓利湿补脾，鲤鱼滋养补脾、利湿。用于脾气虚弱，水

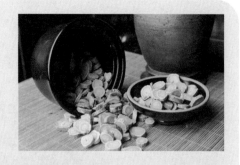

肿，小便不利，或有蛋白尿者；亦用于老人体虚气弱，小便点滴不畅的病人。

3. **黄芪山药粥：** 黄芪30克，山药100克，生地黄15克。黄芪、生地黄煎水取汁，山药研为粉末；将前汁煮沸，频频撒入山药粉，搅匀，煮成粥食。本方黄芪、山药补气益脾，生地黄养阴清热。三者均能降血糖，用于糖尿病人气虚阴亏，口渴口干，尿频。

 人参

【性味功能】

味甘，性微寒，无毒。有大补元气，固脱生津，安神的作用。

【应　用】

1. **脾胃气虚，不思饮食。** 用人参3克，白术6克，茯苓3克，炙甘草1.5克，姜3片，枣1枚，加2杯水，煮到剩1杯水，饭前趁温热服用。

2. **胃寒虚胀，饥不能食**。用人参 6 克，生附子 1.5 克，生姜 6 克，加水 140 毫升煮后剩下 40 毫升，再放入鸡蛋清一个，餐前服用。

3. **产后便秘**。将人参、麻子仁、枳壳（麦麸炒过），一起研成细末，加蜜做成梧桐子大的丸子。每次用米汤送下 50 丸。

4. **下痢不能食，或呕吐不能食**。人参、莲肉各 9 克，用水煮成浓汤，一口口慢慢服用，或加姜汁炒过的黄连 9 克一同煮。

5. **蜈蚣、蜜蜂蛰螫伤**。用人参末敷在伤口上可解毒。

【食　疗】

1. **人参当归粥**：将等分的人参、当归研成末备用；在 600 毫升水中加入猪腰子 1 个（切片），糯米 100 克，葱白 2 个，把米煮熟后，取一碗，把人参、当归药末放入粥中，饭前趁热服用。用于产后虚证。

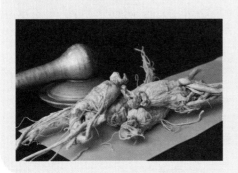

2. **蛋清人参末**：用鸡蛋清调匀人参末 9 克，清晨服下，服后拿掉枕头仰卧。用于肺虚气喘，咳嗽咯血。病日不久的，服一次就可痊愈；久病者服两次就有效果。用乌鸡蛋的蛋清来调药效果更好。

3. **人参黄芪末**：用等分的人参（焙）、黄芪（盐水炙），研成粉末备用；用红皮萝卜一个，切成 4 片，反复用蜜炒直到用完 60 克蜂蜜为止。每次用一片萝卜蘸着药末吃，并用盐开水送下。用于阴虚尿血。

【饮食禁忌】

反藜芦，畏五灵脂。

沙参

【性味功能】

味苦，性微寒，无毒。功能养阴润肺，益胃生津。

【应　用】

1. **肺热咳嗽**。用沙参 15 克，水煮后服用。

2. **疝气**。把沙参研成细末，每次用酒送下一勺。

3. **妇女白带**。把沙参研成细末，每次用米汤送下 6 克。

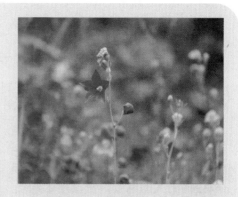

【食　疗】

1. **沙参麦冬茶**：沙参、麦冬各 15 克，桑叶 10 克。煎水或沸水浸泡，代茶饮。本方以沙参、麦冬养阴清肺，桑叶清肺经燥热。用于初秋感有燥热，咳嗽咽干，痰黏不易咯出。

2. **沙参山药粥**：沙参、山药、麦芽各 10 克，粳米 100 克。前三药煎水取汁，同粳米煮成稀粥；山药亦可研为细末，待米近熟时加入、搅匀，一同煮熟。本方以沙参、山药益脾补气，麦芽消食。用于脾胃气虚，消化不良。尤宜于病后调理。

【饮食禁忌】

不宜与藜芦同用。

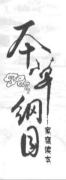

桔梗

【性味功能】

味苦、辛，性平。功能宣肺祛痰，利咽，排脓。

【应　用】

1. **胸满不痛**。用桔梗、枳壳等量，2 杯水煎成 1 杯，温服。

2. **伤寒腹胀**。用桔梗、半夏、陈皮各 9 克，生姜 5 片，水 2 杯煎成 1 杯服。此方名"桔梗半夏汤"。

3. **肺脓肿咳吐脓臭痰**。用桔梗 30 克，甘草 60 克，加水 600 毫升，煮成 200 毫升，趁热服下。

4. **咽喉红肿疼痛**。用桔梗 60 克，水 600 毫升，煮成 200 毫升。一次性服下。

5. **牙龈红肿，溃烂疼痛，流腐臭脓血**。用桔梗、茴香等量，略烧后研为细末敷患处。

6. **打伤瘀血**。桔梗末每次用米汤送下少许。

【饮食禁忌】

阴虚久咳或有咳血倾向者不宜食。本品对胃有一定的刺激性，食用过多可导致胃部不适、恶心。

黄精

【性味功能】

味甘，性平，无毒。功能滋肾润肺，补脾益气。

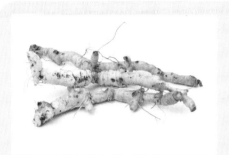

【应　用】

1. 视物模糊。用黄精2斤，蔓荆子1斤，九蒸九晒后研为细末。每次用米汤送下6克。常服有延年益寿的作用。

2. 头晕，腰膝酸软，须发早白。常配枸杞子等同用。

3. 糖尿病（肾虚精亏型）。常配生地黄、麦冬、天花粉等同用。

【食　疗】

1. 黄精粥：黄精30克，粳米100克。黄精煎水取汁，入粳米煮至粥熟，加冰糖适量服食。本方重用黄精以滋养脾肺，用于阴虚肺燥，咳嗽咽干，脾胃虚弱。

2. 党参黄精猪肚：党参、黄精各30克，山药60克，橘皮15克，糯米150克，猪胃1具。猪胃洗净，党参、黄精煎水取汁，橘皮切细粒，加盐、姜、花椒少许，一并与糯米拌匀，纳入猪胃，扎紧两端，置碗中蒸熟食。本方

以党参、黄精补脾益气，山药滋养补脾，橘皮理气健胃，用于脾胃虚弱，少食便溏，消瘦乏力。

3. 九转黄精膏：黄精、当归各等分。水煎取浓汁，加蜂蜜适量，混匀，煎沸。每次吃1～2匙。方中以黄精补益脾肾、益精血，当归协黄精补血。用于老人身体虚弱，精血不足，早衰白发。

玉竹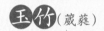（葳蕤）

【性味功能】

味甘，性平，无毒。有养阴润燥，除烦止渴的作用。

【应　用】

1. 眼红兼干涩、疼痛。用等分的玉竹、赤芍、当归、黄连，煮汤后熏洗眼睛。

2. 眼红见黑花，红痛昏暗。用玉竹（焙）6克，略加薄荷、生姜、蜂蜜，同煎汤。睡前温服，一天服一次。此方名"甘露汤"。

3. 尿路感染。用玉竹30克，芭蕉根120克，滑石6克，水煮后分3次服用。

4. 发热口干。玉竹30克，水煎服。

5. 热病后体虚不复，口燥咽干。玉

竹、麦冬、沙参、生地各 12 克，水煎服。

【食 疗】

益胃汤：北沙参、玉竹各 10 克，麦冬、生地各 15 克，冰糖适量，煎汤饮。方中各药合用，共奏养阴益胃、生津止渴之功。用于热病伤阴，口渴咽干，舌干少苔。

知母

【性味功能】

味苦，性寒，无毒。有清热泻火，生津润燥的作用。

【应 用】

1. **常年咳嗽气急**。用知母 15 克（去毛切片，隔纸炒过），杏仁 15 克（姜水泡，去皮尖，焙过），一起水煮后备用。再用等分的萝卜子、杏仁研成末后，加知母杏仁水、米糊做成小丸。每次用姜汤送下 50 丸。

2. **甲沟炎**。把知母用火烧后研成粉末敷在患处。

【饮食禁忌】

脾胃虚寒，大便溏泻者禁服。

肉苁蓉

【性味功能】

味甘，性微温，无毒。具有补肾阳，益精血，润肠通便的功能。

【食 疗】

1. **肉苁蓉粥**：肉苁蓉 30 克，鹿角胶 5 克，羊肉 100 克，粳米 150 克。肉苁蓉煎水取汁，羊肉切小块，与粳米同煮粥，临熟时下鹿角胶煮至粥熟。本方以肉苁蓉、鹿角胶及羊肉补肾阳、益精血。用于肾虚、精血不足，阳痿泄精、早泄，妇女宫寒不孕，腰膝酸痛。

2. **苁蓉麻子仁膏**：肉苁蓉 15 克，火麻仁 30 克，沉香 6 克。苁蓉、火麻仁煎水，沉香后下，一同煎取浓汁，加入约等量的炼蜜，搅匀，煎沸收膏。每次食1～2 匙。本方以苁蓉、火麻仁润肠通便，沉香行气除胀，蜂蜜有润肠之功。用于津枯肠燥，便秘腹胀。

【饮食禁忌】

阴虚火旺及大便泄泻者忌服。

天麻

【性味功能】

味甘，性平，无毒。有息风止痉，平抑

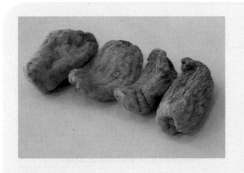

肝阳，祛风通络之效。

【食　疗】

1. 芎麻蒸鱼： 天麻 15 克，川芎 10 克，鲤鱼 1 条。鲤鱼洗净，剖开去鳞甲、肠杂，放入天麻、川芎，加生姜、胡椒、盐等，置碗中，添适量的水，蒸熟，除去川芎食用。本方以天麻平抑肝阳而止痛，川芎镇静止痛。用于肝阳上亢或高血压眩晕头痛。

2. 天麻杜仲酒： 天麻、杜仲、木瓜各 50 克，以白酒 500 毫升浸渍，每日服用一小杯。本方以天麻祛风止痛，杜仲强筋骨、止腰痛，木瓜除湿、舒筋活络。用于风湿痹痛，肢体麻木，腰膝酸痛，筋脉拘挛。

3. 天麻炖鸡： 母鸡 1 只（重约 1500 克），天麻 15 克，水发冻菇 50 克，鸡汤 500 克，调料适量。将天麻洗净切片，放入碗中，上笼蒸 10 分钟取出。鸡去骨切成小块，用油氽一下，捞出。葱、姜用油煸出味，加入鸡汤和调料，倒入鸡块，用文火焖 40 分钟，加入天麻片，再焖 5 分钟，勾芡，淋上鸡油。佐餐或单食均可。具有平肝息风，养血安神的作用。用于肝阳上亢之眩晕头痛，风湿痹之肢体麻木、酸痛，中风瘫痪，神经性偏头痛，神经衰弱之头昏、头痛、失眠等症。

4. 天麻竹沥粥： 天麻 10 克，竹沥 30 克，粳米 100 克，白糖适量。将天麻浸软，切成薄片，与粳米加水煮粥，调入竹沥、白糖即成。粥及天麻片在 1 天内分 2 次服用。具有平肝息风，清热化痰作用。适用于肝风痰热的痫证，症见发作前常觉眩晕头痛、胸闷乏力、心烦易怒，发作时突然昏仆、神志不清、抽搐吐涎，移时渐苏，醒后如常人。

5. 天麻肉片汤： 天麻、猪肉各适量。天麻浸软切片待用。肉片做汤，加入天麻片 3～6 克同煮。药肉汤俱食，宜常服。具有滋阴潜阳，平肝息风作用。

6. 天麻蒸猪脑： 天麻 10 克，猪脑 2 只，姜 5 克，大蒜 10 克，葱 5 克，盐 5 克，黄酒 5 克，鸡汤 200 毫升。把天麻打成细粉，猪脑如常法处理，姜、蒜洗净，切片，葱切花。再把猪脑放在蒸盆内，加入天麻粉、盐、姜、葱、蒜和鸡汤，用武火蒸35分钟即成。每次食猪脑1只，每日1次。具有平肝息风，降低血压的作用。适用于高血压风痰上逆型患者食用。

【饮食禁忌】

凡见病人津液衰少，血虚、阴虚等，均慎用天麻。

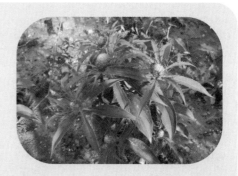

白术

【性味功能】

味甘、苦，性温，无毒。具有益气健脾，燥湿利水，止汗，安胎的功能。

【应　　用】

1.**自汗不止**。用白术研为细末，每次白开水送服1茶匙，每天2次。

2.**脾虚泄泻**。白术、车前子等量，炒后研成细末，每次用米汤送服9克。

3.**夜间出汗，醒后即止**。白术120克，分作4份，一份与黄芪同炒，一份与石斛同炒，一份与牡蛎同炒，一份与麸皮同炒。微炒成黄色后除去上药，只留下白术，研为细末。每次用粟米汤送服6克。

4.**老少虚汗**。白术15克，小麦1撮，水煮干，弃去小麦后研成粉末，用黄芪汤送服3克。

5.**产后呕逆不食**。白术15克，生姜18克。水煎，慢慢温服。

6.**儿童流涎**。生白术捣碎，加水和糖，放锅上蒸汁，分次口服，每天用9克。

【食　疗】

1.**白术膏**：白术250克，苍术250克，茯苓250克，生姜150克，大枣100枚。前3味洗净烘干，研为细末过筛，大枣去核，生姜研成泥后去姜渣。以姜枣泥调和药粉为膏，防腐贮存备用。早晚各服30克，米酒送服。治子宫肌瘤痰湿证。

2.**白术蒸桂鱼**：桂鱼250～500克，白术片15克，生姜、葱少许，火腿肉15克，香菇15克。鱼洗净，与药材及调料旺火蒸15分钟。可用于治疗湿浊内阻型的肝炎。

【饮食禁忌】

阴虚燥渴,气滞胀闷者忌服。

【性味功能】

味辛、苦,性温,无毒。功能燥湿健脾,祛风散寒,明目。

【应　　用】

1. 脾虚水泻。用苍术60克,白芍30克,黄芩15克,淡桂6克,混合后,每次取30克煎服。

2. 便血。用苍术60克,地榆30克分作2份,每份以水2碗,煎成1碗,饭前服。

3. 夜盲症。用苍术120克,淘米水浸一夜,切片焙干,研为细末,每次服9克。另将药末包在猪肝中,扎好,和粟米同煮熟,用以熏眼。临睡前,吃肝饮汁。

4. 双眼昏暗涩痛。用苍术120克,淘米水浸7天,去皮切片,焙干,加木贼60克,一起研为细末。每次服3克,茶或酒送下。

5. 牙龈肿痛。把盐水浸过的苍术烧成灰,研碎后用以擦牙。

【食　　疗】

与羊肝、猪肝蒸煮同食。可治疗夜盲症及眼目昏涩。

【饮食禁忌】

阴虚内热,气虚多汗者忌用。

【性味功能】

味甘、苦,性温,无毒。功能补肝肾,强筋骨,祛风湿。

【应　　用】

病后脚肿。除节食以养胃气之外,再用狗脊煎汤浸洗。

【食　　疗】

杜仲狗脊汤:杜仲20克,狗脊15克,黄精15克,鸡血藤30克,猪骶骨1个,煎汤,调味饮汤吃肉。每日1次,连服10天为1个疗程。治疗腰痛,临床表现为腰痛反复发作,时轻时重,休息后减轻,喜用双手捶腰,手足麻木、耳鸣、口干咽燥,舌质红,苔白,脉弦细。

【饮食禁忌】

肾虚有热,小便不利,或短涩黄赤,口苦舌干者慎用。

贯众

【性味功能】

味苦,性微寒,有小毒。有清热解毒、凉血止血、杀虫之效。

【应　　用】

1. **鼻血不止**。用贯众根研末,每次取3克,水冲服。

2. **各种便血(包括痔疮、肛漏以及肠炎等)**。用贯众去掉皮毛,焙干,研为细末。每次空腹米汤送服6克。

3. **妇女月经过多**。用贯众15克,加酒煎服。

4. **长期咳嗽,痰带脓血**。贯众、苏木等分,每次用9克加生姜3片以水1碗煎服,每日2次。

5. **白秃头疮**。用贯众、白芷等分一起研为细末,油调后涂搽患处。

6. **漆疮瘙痒**。用贯众研末,油调后涂搽患处。

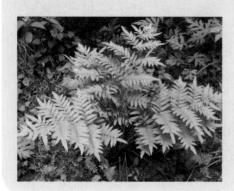

7. **鸡鱼骨鲠咽喉**。用贯众、砂仁、甘草等量,研成精细粉末。棉布包少许含口中,嚼汁咽下。时间长了则骨刺随痰吐出。

【食　　疗】

贯众猪肉汤:贯众15克,生地黄30克,山奈肉20克,瘦猪肉150克,生姜15克,大枣10枚。将瘦猪肉洗净,切成小块,其余用料洗净,生姜拍烂,备用。全部用料放入锅内,加水适量,文火煮1.5~2小时,加盐调味,随量饮用。可凉血止血,补益肝肾。适用于经血过多属于肝肾阴虚,冲任不固者,此证见经血不按期而来,经量多或淋漓不尽,血色鲜红质稠,腰膝酸软,胁肋隐痛,甚至五心烦热,失眠夜间出汗,醒后即止,舌质红,少苔或无苔,脉细数无力。

【饮食禁忌】

本品有小毒,用量不宜过大。忌油腻。脾胃虚寒者孕妇慎用。

巴戟天

【性味功能】

味辛、甘,性热,有毒。温肾壮阳,强筋骨,祛寒除湿。

【食　疗】

1. **巴戟天酒**：巴戟天、怀牛膝各等量，用约 10 倍的白酒浸泡。每次饮 1～2 小杯。本方主要以巴戟天补肾壮阳、强筋骨，以怀牛膝补肝肾、强筋骨，以酒助药力。用于肝肾不足，肾阳虚衰，阳痿，腰膝酸软，下肢无力。

2. **巴戟苁蓉鸡**：巴戟天、肉苁蓉各 15 克，仔鸡 1 只。二药以纱布包扎，鸡去肠杂等，洗净，切块，加水一同煨炖，以姜、花椒、盐等调味。去纱布包后，饮汤食肉。本方主要以肉苁蓉、巴戟天补肾阳、益精血。用于肾虚阳痿。

【饮食禁忌】

阴虚火旺者忌服。本品燥烈有毒，不宜久服。

#

【性味功能】

味苦、辛，性温，无毒。可安神益智，祛痰开窍，消散痈肿。

【应　用】

1. **健忘**。研末单药服或与人参、茯苓、菖蒲、茯神同煎服。

2. **咽喉痛**。用远志肉研为细末，吹扑痛处，以涎出为度。

3. **偏头痛**。可将远志末吸入鼻中。

4. **乳房肿块疼痛**。用远志焙干研为细末，酒冲服 6 克。并以药渣敷患处。

5. **各种痈疽**。用远志放入淘米水中浸洗过，捶去心，研为细末。每次以温酒一杯调服 6 克，药渣敷患处。

【食　疗】

1. **远志莲粉粥**：远志 30 克，莲子 15 克，粳米 50 克，先将远志泡去心，与莲子共研为粉。再煮粳米粥，候熟入远志和莲子粉，再煮一二沸。随意食用。可补中，益心志，聪耳明目。适用于健忘、怔忡、失眠等症。

2. **猪心枣仁汤**：猪心 1 个，酸枣仁、茯苓各 15 克，远志 5 克。把猪心切成两半，洗干净，放入净锅内，然后把洗干净的酸枣仁、茯苓、远志一块放入，加入适量水置火上，用大火烧开后撇去浮沫，移小火炖至猪心熟透后即成。每日 1 剂，吃心喝汤。此汤有补血养心、益肝宁神之功用。可治心肝血虚引起的心悸不宁、失眠多梦、记忆力减退等症。

3. **远志枣仁粥**：远志 15 克，炒酸枣仁 10 克，粳米 75 克。粳米淘洗干净，放入适量清水中，加入洗净的远志、酸枣仁，用大火烧开转小火煮成粥，可作夜餐食用。此粥有宁心安神、健脑益智之功效，可治老年人血虚所致的惊悸、失眠、健忘等症。

【饮食禁忌】

实热或痰火内盛者，有胃溃疡或胃炎者慎用。

淫羊藿

【性味功能】

味辛、甘，性温，无毒。具有壮肾阳，强筋骨，祛风湿的功效。又称仙灵脾。

【应　用】

1. **阳痿，腰膝冷，中风偏瘫**。用淫羊藿 300 克，酒 1000 毫升浸泡三天后成酒，时常饮服。用于肾虚阳痿，腰膝酸软。

2. **白内障**。用淫羊藿、生王瓜（即红

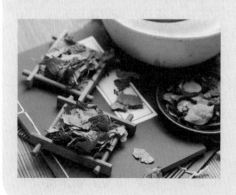

色的小瓜蒌）等量研为粉末。每次茶水送服 3 克，一天服 2 次。

3. **青光眼初期**。用淫羊藿 30 克，淡豆豉 100 粒，水 1 碗半煎成 1 碗，一次服完。

4. **虚火牙痛**。用淫羊藿煎汤，不时漱口，很见效。

【食　疗】

1. **黄芪羊藿汤**：黄芪 30 克，淫羊藿 15 克，五味子 6 克。煎汤饮。本方以黄芪补肺益气，淫羊藿温肾阳，五味子补肾敛肺。用于肺肾两虚，喘咳短气。

2. **淫羊藿羊肝**：用淫羊藿根、晚蚕沙各 15 克，炙甘草、射干各 9 克，一起研成粉末；另取羊肝一块，切开，纳入上药末 6 克，把肝扎紧，和黑豆 20 克、淘米水 1 碗同煮熟，分 2 次吃完。用于小儿夜盲症的食疗保健。

【饮食禁忌】

阴虚火旺阳强易举者禁服。

仙茅

【性味功能】

味辛，性热，有毒。能补肾壮阳，强筋骨，祛寒湿。

【应　用】

1. **老年遗尿**。仙茅 30 克,泡酒服。

2. **气喘**。白仙茅 15 克(米泔浸三宿,晒干,炒),团参 3 克,阿胶 30 克(炒),鸡肶 2 片,以上各药最好研成粉末,每次服 6 克,糯米水调,空腹服。

3. **妇人非周期性子宫出血**。仙茅 9 克(研为细末),全当归 6 克,蛇果草 6 克,以上二味煎汤,加少量水酒送服仙茅末。

4. **蛇咬伤**。与半边莲同捣烂贴患处。

【食　疗】

1. **仙茅炖肉**:仙茅、金樱子各 15 克,羊肉 250 克。二药纱布包扎,羊肉切块,一同煨炖熟,以姜、盐调味。去纱布,饮汤食肉。可用于肾虚阳痿,耳鸣头昏及遗精尿频。

2. **仙茅五加皮酒**:仙茅、淫羊藿、五加皮各 30 克,用白酒约 500 克浸渍。每次饮 1 小杯。用于久患风湿,肝肾不足,症见腰膝酸软,筋脉拘挛,肢节麻木,关节不利;或肾虚阳痿,或宫寒不孕者。

【饮食禁忌】

阴虚火旺者忌服,因燥烈有毒,故不宜久服。

玄参

【性味功能】

味甘、苦、咸,性微寒,无毒。有清热生津,滋阴润燥,凉血及泻火解毒之效。

【应　用】

1. **常年淋巴结肿大**。用生玄参捣烂敷患处,一天换药两次。

2. **咽痛发斑**。用玄参、升麻、甘草各 15 克,加水 3 碗,煎成 1 碗半,温服。

3. **急性喉炎**。用玄参、牛蒡子(半生半炒)各 30 克,一起研为细末,取井水 1 碗调服,立效。

4. **鼻中生疮**。用玄参末涂搽,或把玄参在水中泡软后塞入鼻中。

【食　疗】

1. **玄参茶**:玄参 15 克,麦冬 9 克,甘草 3 克,煎水代茶饮。适用于肺热伤阴引起的咽喉炎。

2. **生地玄参瘦肉汤**:生地、玄参各

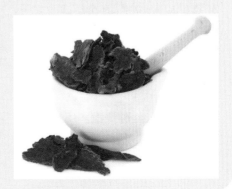

20～30 克,瘦肉多少不拘,共熬汤,煎煮 1 小时左右,不要太久。适用于阴虚火旺,症见潮热盗汗、五心烦热、舌红少苔、脉细数。

【饮食禁忌】

忌用铜、铁器烹煮。脾胃虚寒,食少便溏者不宜服。反藜芦。

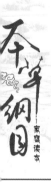
地榆

【性味功能】

味苦、酸、涩,性微寒,无毒。功能凉血止血,收敛止血。

【应　　用】

1. **肠炎大便带血久不止。**用地榆晒干,研为细末。每次用 6 克掺在羊血上炙熟食下。

2. **便血长期不愈。**用地榆、鼠尾草各 60 克,加水 400 毫升,煮成 200 毫升,一次服完。

3. **毒蛇蜇人。**将新地榆根捣汁饮下,并以此搽伤口。

4. **小儿湿疮。**将地榆煎成浓汁,一天洗疮 2 次。

5. **小儿面疮,红肿烧痛。**用地榆 240 克,加水 1000 毫升,煎成 500 毫升,温洗患处。

【饮食禁忌】

虚寒性便血、下痢、非周期性子宫出血及出血有瘀者慎用。大面积烧伤病人不宜用地榆制剂外涂,以防其所含鞣质被大量吸收而引起中毒性肝炎。

丹参

【性味功能】

味苦,性微寒,无毒。功能活血调经,凉血消痈,清心安神。

【应　　用】

1. **乳腺发炎。**将丹参、白芷、芍药各 6 克,切细,醋腌一夜,加猪油 240 克,微火煎成膏,去渣,取浓膏敷乳上。

2. **热油烫伤与火伤。**将丹参 240 克,

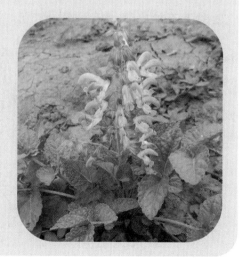

切碎,加水稍稍调拌,放入羊油2斤煎过。取涂伤处。

【食 疗】

1. **丹参饮**:丹参15克,檀香、砂仁各5克。以水先煎丹参,后下檀香、砂仁煎沸饮。可加适量红糖调味。本方以丹参活血化瘀,檀香、砂仁行气止痛。用于冠心病心绞痛患者的辅助治疗。

2. **丹红酒**:丹参60克,红花、月季花各15克,以白酒500克浸渍。每次饮1~2小杯。本方以三者活血化瘀,调经。用于血瘀经闭、月经不调、痛经,亦用于冠心病心绞痛患者。

3. **丹参玉楂饮**:丹参、玉竹、山楂各15克,煎水饮。本方以丹参活血化瘀,并同玉竹、山楂降血脂。用于冠心病心绞痛、动脉粥样硬化、高脂血症。

【饮食禁忌】

反藜芦。孕妇忌用。

紫草

【性味功能】

味甘、咸,性寒,无毒。功能凉血活血、解毒透疹。

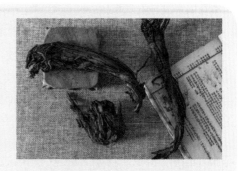

【应 用】

1. **婴童疹痘将出未出、色赤便闭者。**可用本方,如痘已出而红活、大便利者则忌用。用紫草60克,切碎,泡在一碗百沸汤(水煮沸100次)中,盖严勿使其漏气。汤温后,服50毫升。也可以改用煎服。

2. **痈疽便闭。**用紫草、瓜蒌子等分,水煎服。

3. **恶虫咬伤。**用紫草煎油涂搽。

【食 疗】

1. **丹桃紫草粥**:将丹参30克,赤芍15克,紫草根20克,大黄6克,甘草6克,煎汤去渣,入薏苡仁60克,白糖适量煮成粥。每日1剂,分2次食,连服15~20天为一疗程。可清热解毒,活血消瘤,适于子宫肌瘤,或盆腔其他肿块,证属气滞血瘀,湿热瘀阻者。

2. **紫草二豆粥**:紫草根10克,甘草20克,绿豆、赤小豆、粳米各20克。

先将绿豆、赤小豆、粳米、紫草根浸泡、淘洗干净，等绿豆、赤小豆、粳米开锅后放入紫草根，出锅5分钟前放入甘草。可预防手足口病。

3. **败酱紫草煎**：败酱草45克，紫草根15克，将上二味放入水中煎煮，加入红糖服用。本方具有清热解毒利湿的作用。

【饮食禁忌】

脾虚便溏者忌服。

白及

【性味功能】

味苦、甘、涩，性寒，无毒。功能收敛止血、消肿生肌。

【应　用】

1. **疗疮肿毒**。白及末1.5克，以水使其澄清，等水清后，弃去水，摊于厚纸上贴患处。

2. **刀斧损伤肌肉，出血不止**。白及研为细末抹患处。

3. **汤火伤灼**。白及末，调敷。

4. **鼻血不止**。用口水调白及末涂鼻梁上低处；另取白及末3克，水冲服。

5. **妇女子宫下垂**。白及、川乌等量研

为粉末，用纱布包3克，塞入阴道中，感觉阴道内有热即止。每天用一次。

6. **冬季手足皲裂**。用白及粉加水调匀，填入裂口，患处不能沾水。

【食　疗】

白及猪肺饮：猪肺1具，白及片1两，将猪肺挑去血筋血膜，洗净，同白及共入瓦罐，加水、酒煮热，食肺饮汤，或稍用盐亦可。或将肺蘸白及末食更好。用于肺痿肺烂的辅助治疗。

【饮食禁忌】

外感咳血，肺痈初起及肺胃有实热者忌服。反乌头。

三七

【性味功能】

味甘、微苦，性温。功能化瘀止血，活血定痛。

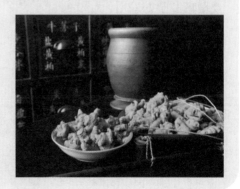

【食　疗】

1. **三七藕蛋羹:**三七粉 3 克,鲜藕汁 1 杯,鸡蛋 1 个。藕汁加水煮沸,鸡蛋打入碗中,放三七粉调匀,入沸汤中煮成羹食。本方以三七化瘀止血,鲜藕凉血止血。用于胃热吐血,口干舌红,或舌上有瘀斑者。

2. **三七蒸鸡:**三七 15 克,仔鸡 1 只。仔鸡除去毛与肠杂,洗净切块,三七蒸透切片,与鸡一并放入盆中,加水和生姜、盐、黄酒等,上笼蒸至鸡烂熟。

3. **三七炖猪肉:**与猪肉同炖服,具有补虚强壮的作用,用于治疗虚损劳伤。

【饮食禁忌】

孕妇慎用。

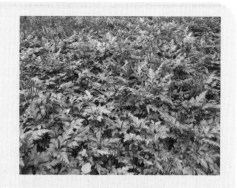

【性味功能】

味苦,性寒。功能清热燥湿,泻火解毒。

【应　用】

1. **中巴豆毒,泻下不止。**用黄连、干姜等量研为粉末,取一茶匙,水冲服。

2. **小儿疳热,**出现遍身疮蚀、潮热、肚胀、口渴等症状。用黄连 150 克,切碎,以水调湿,放入猪肚中,缝好,放在米上蒸熟,连同少许饭捣烂做成丸子,如绿豆大。每次用米汤送服 20 丸。另服调血清心的药,可使病速愈。

3. **痢疾解脓血便。**用黄连 30 克,加水 400 毫升,煮成 200 毫升,放 1 夜,次日烧热后空腹服。又可用黄连、木香等量研为粉末,加蜜做成梧桐子大小的丸子,每次服 20～30 丸。一天服一次。此方名"香连丸"。

4. **痔疮。**可用黄连末涂搽患处,加入赤小豆末更好。

5. **眼睛红痛。**用黄连和冬青叶煎汤洗眼。或黄连、干姜、杏仁等量研为细末,用棉包裹浸入热水中,趁热闭目淋洗。

6. **泪出不止。**用黄连浸水成浓汁搽洗。

7. 牙痛。用黄连末搽痛处。

8. 口腔溃疡。用黄连煎酒,时时含漱。

9. 小儿耳后疮。用黄连末搽敷。

【饮食禁忌】

本品大苦大寒,过服久服易伤脾胃,脾胃虚寒者忌用。苦燥伤津,阴虚津伤者慎用。注意:黄连恶菊花、芫花、玄参、白鲜皮、白僵蚕;畏款冬;忌猪肉。

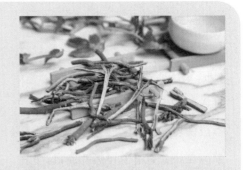

【性味功能】

味苦,性寒。功能清热燥湿,泻火解毒,止血,安胎。

【应　　用】

1. 尿路感染。用黄芩30克,水煎,趁热服。

2. 产后口渴,饮水不止。用黄芩、麦冬等量研为细末,水煎温服。

【饮食禁忌】

本品苦寒伤胃,脾胃虚寒者不宜使用。

【应　　用】

1. 伤寒之后,体瘦肌热。用柴胡120克,甘草30克,每次6克,煎服。

2. 虚劳发热。柴胡、人参等量,每次服9克,加姜枣,水煎服。

3. 湿热黄疸。用柴胡30克,甘草9克,白茅根30克,加水1碗,煎至七成,适当分次服完。

4. 眼睛昏暗,视物模糊。用柴胡9克,决明子15克,一起研为细末,人乳调匀,敷眼上。

【饮食禁忌】

柴胡其性升散,古人有"柴胡劫肝阴"之说,阴虚阳亢,肝风内动,阴虚火旺及气机上逆者忌用或慎用。

【性味功能】

味苦、辛,性微寒。功能解表退热,疏肝解郁,升举阳气。

【性味功能】

味辛、甘,性微温。功能祛风解表,胜湿止痛,止痉。

【应　　用】

1. **自汗不止**。防风去掉芦头(指接近根部的叶柄残基),每次以浮小麦煎汤送服 6 克。

2. **夜间出汗,醒后即止**。用防风 60 克,川芎 30 克,人参 15 克,一起研为细末。每次服 3 克,临睡时服。

3. **老人便秘**。用防风、枳壳(麸炒)各 30 克,甘草 15 克,一起研为细末。每次饭前开水送服 6 克。

4. **小儿囟门久不闭合**。用防风、白及、柏子仁等量研为细末,乳汁调涂囟门。一天换药 1 次。

5. **关节肿痛**。防风 60 克(去芦头,微炒),地龙 60 克(微炒),漏芦 60 克,上药捣细,每次以温酒调服 6 克。

【饮食禁忌】

本品药性偏温,阴血亏虚、热病动风者不宜使用。

【性味功能】

味辛、苦,性微温。能祛风湿,止痛,解表。

【应　　用】

1. **瘫痪**。独活 600 克,枸杞 300 克,一起研为细末,每次服一茶匙。一天服 3 次。

2. **游走性关节痛**。用独活、羌活、松节等量,酒煮过。每天一杯,空腹饮。

3. **牙龈肿痛**。用独活煮酒趁热漱口。另有用独活、地黄各 90 克,一起研为细末,每次取 9 克,加水 1 碗煎煮,连渣服下。

4. **头痛**。羌活、防风、红豆等量研为细末。每次取少许吸入鼻孔。

【饮食禁忌】

阴虚血燥者慎服。

【性味功能】

味辛、微甘,性微寒。功能解表透疹,清热解毒,升举阳气。

【应　　用】

1. **突发肿毒**。用升麻磨醋,随时涂搽。

2. **咽喉肿痛**。用升麻片含咽,或以升麻 15 克煎水服,引起呕吐为有效。

3. **胃热牙痛**。用升麻煎汤,热漱并咽下。方中也可加生地黄。

4. **口腔溃疡**。用升麻 30 克,黄连 3 克,一起研为细末。用棉裹药末含咽。

5. **痱子热痒。**用升麻煎汤服，并用此汤洗痱子。

6. **解莨菪、野葛等毒。**用升麻煮汁，多次服用可解毒。

【饮食禁忌】

麻疹已透，阴虚火旺，以及阴虚阳亢者，均当忌用。

苦参

【性味功能】

味苦，性寒。功能清热燥湿，杀虫，利尿。

【应　用】

1. **感染性发热，胸闷。**苦参30克，加醋600毫升，煮成250毫升，服后能吐即愈。

2. **毒热足肿。**用苦参煮酒多次涂搽患处。

3. **梦遗，食欲减退。**苦参90克，白术150克，牡蛎粉120克，一起研为粉

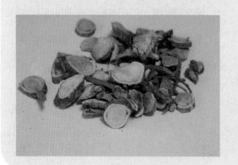

末；另取雄猪肚一个，洗净，在砂锅中煮烂，和药捣匀，做成丸子，如小豆大。每次以米汤送服40丸。每天服3次。久服能使身体转健，食量增加，不再梦遗。

4. **脱肛。**苦参、五倍子、陈壁土等分，煎汤洗患处，并以木贼末敷患处。

5. **齿缝出血。**用苦参30克，枯矾3克，一起研为细末。一天擦齿3次，有效。

6. **火烫伤。**用油调苦参末敷伤处。

【饮食禁忌】

本品苦寒伤胃、伤阴，脾胃虚寒及阴虚津伤者慎用。反藜芦。

白鲜皮

【性味功能】

味苦，性寒。功能清热燥湿，祛风解毒。

【饮食禁忌】

虚寒证忌服。

延胡索

【性味功能】

味辛、苦，性温，无毒。功能活血化

瘀，行气止痛。

【应　用】

1. **咳嗽**。用延胡索 30 克，朴硝 20 克，一起研为细末。每次服 6 克，与软糖一块儿和药含咽。

2. **皮下气痛或气块痛**。延胡索研为细末，将猪胰一个，切成小块，趁热蘸药末吃下。

3. **久患心痛，身热足寒**。延胡索（去皮）、金铃子肉等量研为细末。每次温酒或白开水送服 6 克。

4. **痢疾便脓血，腹痛**。用延胡索 9 克，米汤送下。

5. **腰痛**。用延胡索、当归、桂心等量研成粉末。每次温酒送服 9～12 克。

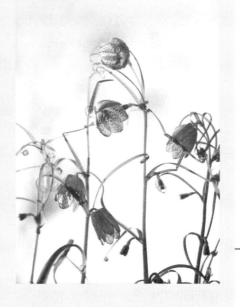

末，生姜带汁调药搽斑上。

【饮食禁忌】

不宜于乌头类药材同用。脾胃虚寒及有湿痰者不宜用。

 贝母

【性味功能】

味苦、甘，性微寒。功能清热化痰，润肺止咳，散结消肿。

【应　用】

1. **小儿百日咳**。贝母 15 克，甘草（半生半炙）6 克，一起研为细末，加砂糖调成芡子大的丸子，每次以米汤化服 1 丸。

2. **紫白癜风**。贝母、南星等量研为细

浙贝母

【性味功能】

味苦，性寒。可清热化痰，散结消痈。

【应　用】

1. **风热、痰热咳嗽**。风热咳嗽常配桑叶、牛蒡子同用，痰热咳嗽多配瓜蒌、知母等。

2. **淋巴结结核，甲状腺肿大，乳腺炎，肺脓疡等**。可配玄参、牡蛎、海

藻、昆布等,水煎服。

3. **雀斑**。浙贝母、白附子、菊花叶、防风、白芷、滑石各15克,一起研为细末,用皂角10个,蒸熟去筋膜,同药捣,制成丸,早晚擦面。

4. **耳窍肉破烂(耳疮)**。单味研成粉末,频频擦之。

【饮食禁忌】

不宜与乌头类药材同用。脾胃虚寒及有湿痰者不宜用。

山慈菇

【性味功能】

味甘、微辛,性寒,有小毒。功能化痰散结,解毒消肿。

【饮食禁忌】

正虚体弱患者慎服。

白茅

【性味功能】

味甘,性寒。功能凉血止血,清热解毒。

【应　用】

1. **温热性疾病,感胸满、哕逆等**。用茅根、葛根各150克,加水600毫升煎成300毫升。每次服一杯,温水送下。呕止即停服。

2. **反胃,食肉即吐**。用茅根、芦根各60克,加水800毫升,煮成400毫升,一次服下。

3. **肺热气喘**。用生茅根30克,口咬细,加水2碗,煮成1碗,饭后温服。此方名"如神汤"。

4. **体虚水肿,小便不利**。用白茅根30克,赤小豆30克,加水600毫升煮干。去茅食豆,使水随小便排出。

5. **尿路感染,小便热痛**。用白茅根60克,加水2000毫升,煮成500毫升,温服。一天服一次。

6. **小便出血**。用茅根、干姜等量,加蜜一匙,水2杯,煎成一杯服下。一天服1次。

7. **鼻血不止**。用茅根研为细末,每次以淘米水送服6克。

【饮食禁忌】

脾胃虚寒,溲多不渴者忌服。

龙胆

【性味功能】

味苦,性寒。功能泻肝胆实火,除下焦湿热。

【应　用】

1. **夜间出汗,醒后即止**。龙胆研为细末,每次用 3 克,加猪胆汁 90 克(滴入少许温酒)调服。治小儿盗汗,可加防风。

2. **蛔虫**。用龙胆 30 克,去头,锉碎,加水 2 碗,煮成 1 碗。头天晚上停食,第二天清晨,将药一顿服完。

3. **腮腺炎**。龙胆草、鸭舌草各适量,加红糖一起捶烂,贴患处。

4. **妇女乳房胀痛**。龙胆草、蒲公英、灯笼草各适量,一起捶烂,贴患处。

【饮食禁忌】

脾胃寒者不宜用,阴虚津伤者慎用。

用细辛末吹入鼻中催醒。

2. **虚寒呕哕,饮食不下**。将细辛(去叶)15 克,丁香 4.5 克,一起研为细末。每次以柿蒂汤送服 3 克。

3. **口腔溃疡**。将细辛、黄连等量研为细末,搽患处,漱去涎汁。治小儿口腔溃疡,可用醋调细辛末贴敷脐上。

4. **牙齿肿痛**。口中溃烂,用细辛煎成浓汁,多次漱口,热含冷吐。

5. **鼻中息肉**。用细辛末时时吹入,肉自下。

【饮食禁忌】

阴虚阳亢头痛,肺燥伤阴干咳者忌用。不宜与藜芦同用。

细辛

【性味功能】

味辛,性温。有小毒。功能解表散寒,通窍止痛,温肺化饮。

【应　用】

1. **中风,突然倒下,不省人事**。可急

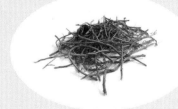

徐长卿

【性味功能】

味辛,性温。功能镇痛,止咳,利水消肿,活血解毒。

【应　用】

1. **小便不通**。用徐长卿(炙过)15 克,茅根 9 克,木通、冬葵子各 30 克,滑石 60 克,槟榔 3 克,瞿麦穗 15 克。每次服 15 克,水煎,再加朴硝 3 克,温服,此方名"徐长卿汤"。

2. **晕车、晕船**。用徐长卿、石长生、车

前子、车下李根等分捣碎，取 50 克装在袋子里悬衣带上。

3. **湿疹、风疹块、顽癣等皮肤病。**可单用内服或煎汤外洗，亦可配伍苦参、地肤子、白鲜皮等清利湿热的药物。

4. **风湿痹痛、腰痛、跌打损伤疼痛、脘腹痛、牙痛等各种痛证。**可单味应用，或随证配伍有关的药物。

【饮食禁忌】

体弱者慎服。

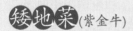 **矮地菜**（紫金牛）

【性味功能】

味苦，性平。功能止咳化痰，祛风解毒，活血止痛。

【应　　用】

1. **肺痈。**紫金牛 30 克，鱼腥草 30 克，水煎，分 2 次服。

2. **跌打伤痛（胸部）。**紫金牛全草 30 克，酒水各半煎，分 2 次服。

3. **慢性气管炎。**矮地菜是治疗慢性气管炎的有效药物之一。矮地菜全株 45 克，水煎分 3 次服，10 天为一疗程。

 当归

【性味功能】

味甘、辛，性温。功能补血调经，活血止痛，润肠通便。

【应　　用】

1. **血虚发热，症见困渴大饮，目赤面红，脉洪大而虚，重按无力。**当归身 6 克（酒洗），绵黄芪 30 克（蜜炙），水煎，空腹温服，一天 2 剂。

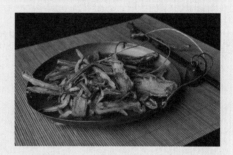

2. **鼻血不止。**当归焙干，研为细末。每次服 3 克，米汤调下。

3. **大便不通。**将当归、白芷等量研为细末。每次米汤送服 6 克。

4. **产后血胀，胁腹疼痛。**用当归 6 克，炮干姜 3 克，研为细末。每次服 9 克，加水 1 碗，煎至八成，放少许盐醋，热服。

5. **产后自汗、大热、气短、腰脚剧痛。**用当归 9 克，黄芪、白芍（酒炒）各 6 克，生姜 5 片，加水一碗半，煎至七成，温服。

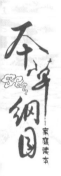

【食　疗】

1. 当归烧羊肉：当归、干地黄各 15g，干姜 10g，羊肉 250g。羊肉洗净、切块，入油中炒至发白，放入中药，加水、盐、酒等，以小火煨至羊肉烂熟即成。饮汤吃肉。本方以羊肉、当归、地黄补虚益血，以干姜温中健胃。用于血虚体弱，虚寒腹痛。

2. 当归羊肉汤：当归、党参各 15g，黄芪 30g，生姜 10g，羊肉 500g。羊肉切片，各药用纱布包扎，加水一同煎煮至肉烂熟。饮汤吃肉。本方以参、芪补气，羊肉补血，当归补血活血、止痛，生姜温中健胃。用于产后气血虚亏，发热自汗，肢体疼痛。

3. 当归补血汤：当归 10g，黄芪 60g，煎水饮。亦可将用量增加，煎成膏滋食用。本方重用黄芪，次为当归，意在补气而益血。用于失血后气血耗伤，或气虚血亏，体倦乏力，头昏。

4. 当归肉桂酒：当归 30g，熟地黄 50g，红花 15g，肉桂 6g，甜酒 1000g，用甜酒浸泡各药 1～2 周以上即成。本方以当归补血活血、调经止痛，熟地黄滋补阴血，红花、肉桂活血通经，用甜酒可行血脉。用于血虚，或有瘀滞的经闭、月经不调。

5. 归芪蜜膏：当归、黄芪各 30g，陈皮 10g，火麻仁 100g，蜂蜜适量。火麻仁捣碎，同前三药共加水煎取汁液，再煎至浓稠，入等量经煎炼的蜂蜜，搅匀。每次食 1～2 匙。本方以黄芪补中益气，当归、蜂蜜、火麻仁润肠，兼用陈皮理气。用于老人气虚肠燥，大便秘结难通，少气自汗。

【饮食禁忌】

湿盛中满、大便泄泻者忌服。

川芎

【性味功能】

味辛，性温。功能活血行气，祛风止痛。

【应　用】

1. 气虚头痛。将川芎研为细末，每次茶汤调服 6 克。

2. 产后头痛。用川芎、天台乌药等量

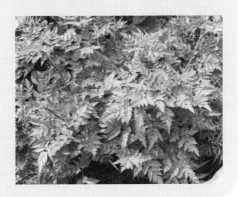

研为细末。每次茶汤调服6克。

3. **风热头痛**。用川芎3克，茶叶6克，加水一盏煎至五成，饭前热服。

4. **偏头风**。川芎锉细，泡酒。每日饮少量。

5. **牙烂口臭**。用川芎煎水，随时含嗽。

6. **牙痛**。用大川芎1个，焙干，加入细辛，一起研为细末擦牙。

【饮食禁忌】

阴虚火旺，多汗，热盛，无瘀血的出血证及孕妇慎用。

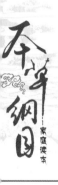

蛇床子

【性味功能】

味辛、苦，性温，有小毒。功能杀虫止痒，燥湿，温肾壮阳。

【应　用】

1. **寒湿带下，湿痹腰痛**。常与山药、杜仲、牛膝等同用。

2. **妇女阴部奇痒**。用蛇床子30克，白矾6克，煎汤常洗。

3. **子宫下垂**。用布包蛇床子蒸熟后熨患处。另有方用蛇床子150克，乌梅14个，煎水洗。一天洗5～6次，此方亦治妇女阴痛。

4. **男子阴肿、胀痛**。用蛇床子研为细末，加鸡蛋黄调匀敷患处。

5. **痔疮**。用蛇床子煎汤熏洗。

6. **牙痛**。用蛇床子煎汤，趁热漱口。

7. **冬月咽喉肿痛，肿痛不能下药**。将蛇床子放入瓶中烧出烟，令病人口含瓶嘴吸烟，有痰吐出，病即渐愈。

【饮食禁忌】

阴虚火旺或下焦有湿热者不宜内服。

藁本

【性味功能】

味辛，性温。功能祛风散寒，除湿止痛。**【应　用】**

1. **风寒感冒，颠顶疼痛，风寒湿痹，小儿疥癣**。可用藁本煎汤洗，并用此汤搓洗换下来的衣服。

2. **头屑多**。可将藁本、白芷等量研为细末，夜间干擦头发，清晨梳去，头屑自除。

【饮食禁忌】

本品辛温香燥，凡阴血亏虚、肝阳上亢、火热内盛之头痛者忌服。

白芷

【性味功能】

味辛,性温。功能解表散寒,祛风止痛,通鼻窍,燥湿止带,消肿排脓。

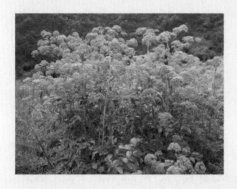

【应　　用】

1. **上呼吸道感染,一切风邪。** 用白芷30克,生甘草15克,姜3片,葱白3寸,枣1枚,豆豉50粒,加水2碗,煎药服下取汗。不出汗再服一次。

2. **伤风流涕。** 用白芷30克,荆芥穗3克,研为细末。每次用茶送服6克。

3. **风热牙痛。** 白芷、吴茱萸等分,泡水漱口,吐去涎水。

4. **口齿气臭。** 将白芷21克,研为细末。每次清水送服3克,饭后服。

【饮食禁忌】

阴虚血热者忌服。

芍药

【性味功能】

味苦、酸,性微寒。功能养血敛阴,柔肝止痛,平抑肝阳。

【应　　用】

1. **腹部虚痛。** 用白芍9克,炙甘草3克,加水2碗,煎成1碗温服。夏月加黄芩3克,恶寒加肉桂3克,冬月大寒再加肉桂3克。

2. **糖尿病。** 将白芍、甘草等量研为细末。每次3克,水煎服。一日服3次。

3. **鼻血不止。** 将芍药研为细末,每次服2匙,水送下。

4. **鼻血、咯血。** 将白芍30克,犀角末6克,一起研为细末,以水冲服一茶匙,血止为限。

5. **外伤。** 将白芍药30克,熬黄,研为细末。每次服6克,酒或米汤送下。同时可用药末敷伤处。

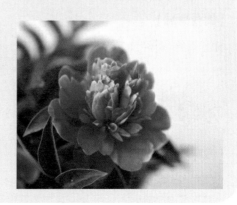

6. **舌头肿满**。用赤芍药、甘草煎水热漱或用白芍细嚼咽汁。

【饮食禁忌】

阳衰虚寒之证不宜用。反藜芦。

【性味功能】

味苦、甘,性微寒。功能清热凉血,活血祛瘀。

【应　用】

1. **疝气,气胀不能动**。将牡丹皮、防风等量研为细末,每次服6克,酒送下。

2. **妇女恶血,症见血往上冲,脸红易怒**。用牡丹皮15克,干漆(烧至烟尽)15克,加水2杯,煎成1杯服下。

3. **刀伤后内出血**。将牡丹皮研为细末,水冲服少许。瘀血自尿中排出。

4. **外用溃疡**。取牡丹末1匙煎服。一天3次。

【饮食禁忌】

血虚有寒、月经过多者及孕妇不宜用。

【性味功能】

味辛、苦,性温。功能行气止痛,健脾消食。

【应　用】

1. **气滞腰痛**。用木香、乳香各6克,酒浸,在饭上蒸,以酒调服。

2. **便血**。将木香、黄连等量研为细末,放入猪大肠中,两头扎定,煮到极烂,然后去药食肠,或连药捣为丸子吞服。

3. **腋下、阴下湿臭或已成疮**。用好醋浸木香夹于腋下、阴下,或研成粉末敷患处。

4. **牙痛**。以少许麝香和木香末擦牙,同时以盐汤漱口,孕妇忌用。

【饮食禁忌】

凡阴虚火旺者慎用。

【性味功能】

味辛,性热。功能散寒止痛,温中止呕。

【应　用】

1. **呕吐泄泻**。高良姜(炙令焦香)150克,加酒200毫升,煮三四沸,一次服完。

2. **脚气欲吐**。患脚气病的人,容易发吐。日常生活,注意早餐多食,午餐少食,晚餐不食,或喝一点豉粥。有呕吐感觉时,立即服药。用高良姜30克,加水600毫升,煮成200毫升,一次服完。

3. 胃痛。高良姜9克,五灵脂18克,一起研为细末。每次服9克,醋汤调下。

白豆蔻

【性味功能】

味辛,性温。功能行气暖胃,消食宽中。

【应　　用】

1. 胃寒呕吐及作痛者。将白豆蔻仁15克,研为细末,以酒送下。

2. 胃气冷,吃饭欲吐。白豆蔻仁3枚,捣碎过筛,研为细末,好酒一杯,微温调和,并饮酒三两杯。

3. 妊娠呕吐。白豆蔻3克,竹茹9克,大枣3枚,鲜姜3克。将生姜捣碎取汁,前三药煎取一茶杯(约50~

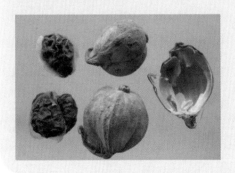

60毫升)过滤,以姜汁送服。

4. 小儿吐乳胃寒者。白豆蔻仁14个,缩砂仁14个,生甘草6克,炙甘草6克,研为细末,常掺入儿口中。

5. 产后呃逆。白豆蔻、丁香各15克,研为细末,以桃仁汤送服3克,过一会儿再服一次。

【饮食禁忌】

阴虚血燥而无寒湿者忌服。

缩砂仁

【性味功能】

味辛,性温。功能化湿行气,温脾止泻,安胎。

【应　　用】

1. 大便下血。缩砂仁研为细末,热米汤送服6克。以愈为度。

2. 痰气胀膈。用砂仁捣碎,在萝卜汁中浸透,焙干研为细末,每次服3~6克,开水送下。

3. 咳嗽。将砂仁(洗净,炒过,研为细末)、生姜(连皮)等量,捣烂。饭后稍候,热酒泡服。

4. 鱼骨鲠喉。用缩砂仁、甘草等量研为细末,棉花裹好含口中,咽汁,骨可随痰涎吐出。

5. 咽痛。用缩砂壳研为细末,每次用水送服9克。

6. 牙痛。口中常嚼缩砂仁,有效。

7. 口腔溃疡。缩砂壳煅后研为细末,擦患处。

【食　疗】

1. 砂仁酒:砂仁、佛手各15g,以白酒250g浸泡。每次于饭后饮1小杯。本方以砂仁温中化湿,以佛手理气和胃,用于湿阻气滞,脘腹胀满,饮食减少。

2. 砂仁鲫鱼羹:砂仁15g,鲫鱼500g。鲫鱼加水煮沸,放入砂仁、生姜、盐等煮成羹食。本方用砂仁温中化湿、健胃止呕,以鲫鱼补脾开胃、利湿,用于脾虚湿滞、呕逆少食或妊娠恶阻。

【饮食禁忌】

阴虚血燥者慎用。

益智仁

【性味功能】

味辛,性温。功能暖肾固精缩尿,温脾开胃摄唾。

【应　用】

1. 尿道滴白,腹满。益智仁(盐水浸后、炒干)、厚朴(姜汁炒)等量,加姜3片,枣1枚,水煎服。

2. 腹胀痛,泻不止。用益智仁60克,浓煎饮下。

3. 妇女月经过多。益智仁(炒后碾细)3克,用米汤加一点盐冲服。

4. 口臭。将益智仁30克,甘草6克,一起碾成粉,常含口中。

【饮食禁忌】

阴虚火旺者忌服。

肉豆蔻

【性味功能】

味辛,性温。功能涩肠止泻,温中行气。

【应　用】

1. 虚寒性泻痢。治脾胃虚寒之久泻、久痢者,常与肉桂、干姜、党参、白术、诃子等药同用;若配补骨脂、五味子、吴茱萸,可治脾肾阳虚,五更泄泻。

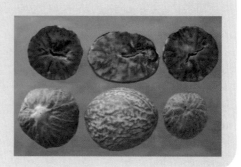

2. **胃寒胀痛，食少呕吐。**治胃寒气滞、脘腹胀痛、食少呕吐等证，常与木香、干姜、半夏等药同用。

【饮食禁忌】

湿热泻痢者忌用。

补骨脂

【性味功能】

味苦、辛，性温。功能补肾壮阳，固精缩尿，温脾止泻，纳气平喘。

【应　　用】

1. **肾虚腰痛。**补骨脂30克，炒后研为细末。每次温酒送服9克，或加木香3克也可。

2. **尿浊。**将补骨脂、青盐等分，同炒研为细末。每次米汤送服6克。

3. **跌坠腰痛，瘀血凝滞。**将补骨脂（炒）、茴香（炒）、肉桂等量研为细末。每次热酒送服6克。

4. **小儿遗尿。**补骨脂（炒过）研为细末，每夜用开水冲服3克。

5. **牙齿久痛。**将补骨脂60克，青盐15克，炒过研为细末擦痛处。

【饮食禁忌】

阴虚火旺及大便秘结者忌服。

姜黄

【性味功能】

味辛、苦，性温。功能活血行气，通经止痛。

【应　　用】

疮癣初发。用姜黄研成粉末擦患处，十分有效。

【饮食禁忌】

血虚无气滞血瘀者慎用，孕妇忌用。

郁金

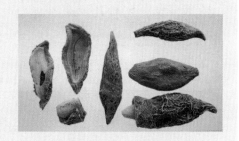

【性味功能】

味辛、苦，性寒。功能活血止痛，行气解郁，清心凉血，利胆退黄。

【应　　用】

1. **鼻血、吐血。**将郁金研为细末，以水送服6克。不愈，再服一次。

2. **痔疮肿痛。**将郁金研为细末，加水调匀搽患处。

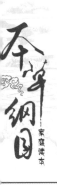

【饮食禁忌】

阴虚失血及无气滞血瘀者忌服，孕妇慎服。

香附

【性味功能】

味辛、微苦、甘，性平。功能疏肝理气，调经止痛。

【应　用】

1. **蜈蚣咬伤**。口嚼香附以渣涂搽，立效。

2. **胎动不安**。香附炒后研为细末，浓煎紫苏汤送服3～6克。

3. **妊娠恶阻，症见胎气不安，气不升降，呕吐酸水，起坐不便，饮食不进**。香附60克，藿香叶、甘草各6克，一起研为细末。每次用开水加盐送服6克。

4. **尿血**。香附，新地榆等分，分别煎汤。先服香附汤在口，后服地榆汤至尽。

5. **脱肛**。用香附、荆芥穗等分研为细末。每次取1匙，加水1碗，煎沸10多次后，淋洗患处。

6. **气郁头痛**。将香附（炒）40克，川芎60克，一起研为细末。每次服6克，用茶汤调下。常服可防头痛，又可明目。

7. **肝虚目痛、怕亮**。将香附子30克，夏枯草15克，一起研为细末。每次茶汤送服3克。

8. **牙痛**。香附、艾叶煎汤漱口，同时用香附子末擦牙。

藿香

【性味功能】

味辛、性微温，无毒。功能化湿，止呕，解暑。

【应　用】

1. **暑天吐泻**。滑石（炒）60克，藿香9克，丁香1.5克，一起研为细末。每次服3～6克，用淘米水调服。

2. **胎气不安，呕吐酸水**。香附、藿香、甘草各6克，一起研为细末。每次服6克，加一点盐，以开水调下。

3. **口臭**。将藿香洗净，煎汤，随时漱口。

4. **烂疮**。藿香、细茶等量，烧灰，用油将药灰调涂在叶片上贴疮上。

香薷

【性味功能】

味辛、性微温，无毒。有发汗解表，化湿和中，利水消肿的作用。

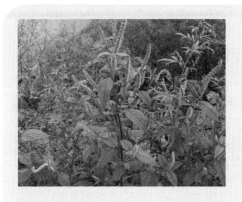

疹消疮,止血。

【应　　用】

1. **风热头痛**。把等分的荆芥穗、石膏研成粉末后,以茶调后服下。

2. **风热牙痛**。把等分的荆芥根、乌桕根、葱根煮水,随时含漱。

3. **口鼻出血不止**。把荆芥烧炭后研磨。每次用陈皮煮汤,送下6克。

4. **尿血**。把等分的荆芥、缩砂仁研成粉末。每次用糯米汤送下9克,一天服3次。

5. **痔漏肿痛**。用荆芥煮汤,每日洗痛处。

6. **各种疔疮**。把一把荆芥,切成细段,加水1000毫升煮成200毫升,放凉后分2次服用。

7. **脚趾湿烂**。用荆芥叶捣烂敷在创面上。

【饮食禁忌】

表虚自汗、阴虚头痛忌服。

【应　　用】

1. **伤暑**。用香薷480克,厚朴(姜汁炙过)、白扁豆(微炒)各240克,切碎。每次取15克,加水2碗,酒半碗,煎成1碗,放在水中冷却后服下,连服2次。方中的扁豆可以用黄连(姜汁炒)代替。

2. **水肿**。香薷叶1斤,水2000毫升,熬烂后去掉渣滓,再熬成膏,加白术末210克制成梧桐子大的丸子。每次用米汤送下10丸。

3. **鼻衄**。把香薷切碎,每次用水冲服3克。

【饮食禁忌】

本品发汗力较强,表虚有汗者忌用。

【性味功能】

味辛、性温,无毒。功能祛风解表,透

【性味功能】

味辛、性温,无毒。功能疏散风热,清利头目,利咽透疹,疏肝行气。

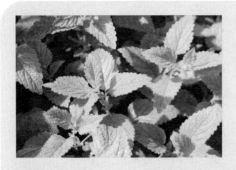

头目不清,头昏。

【饮食禁忌】

阴虚血燥,肝阳偏亢,表虚汗多者忌服。

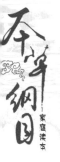

【应　用】

1. 咽痛。将薄荷研为细末,加炼蜜和成芡子大的丸子,每次含1丸。也可用白砂糖调丸。

2. 眼睑红烂。将薄荷在生姜中浸1夜,取出晒干,研为细末,用时以热水泡发,洗眼。

3. 鼻血不止。将薄荷汁滴入鼻中,或以干薄荷煮水,用棉球蘸汁塞鼻。

4. 血痢不上。薄荷叶煎汤常服。

5. 火毒成疮。薄荷煎汁随时涂搽疮面。

【食　疗】

1. 薄荷银花茶:薄荷10g,金银花15g。沸水浸泡,代茶饮。本方用薄荷疏散风热、利咽喉,金银花清热解毒。用于感冒风热,发热恶风,头昏,咽喉痛。

2. 薄荷菊花茶:薄荷6g,菊花10g,茶叶3g。沸水浸泡,代茶饮。本方以薄荷、菊花疏散风热、清利头目,茶叶提神、清利头目。用于感冒风热,

菊花

【性味功能】

味苦、性平,无毒。具有疏散风热,平抑肝阳,清肝明目,清热解毒的作用。

【应　用】

1. 风热头痛。菊花、石膏、川芎各9克,一起研成粉末。每次用茶水送服4.5克。

2. 流行性风热感冒。菊花9克,桑叶9克,杏仁6克,连翘9克,薄荷3克,桔梗6克,甘草3克,芦根9克。水煎服。

3. 视物模糊。用等分的白菊花、蝉蜕研成粉末,每次用6~9克,加一点蜜,和水一起煮后服用。

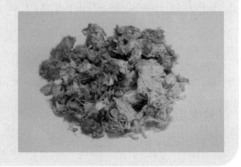

4. 外阴肿胀。甘菊苗捣烂煮汤后先熏,然后再洗患处。

【食　疗】

1. **桑菊薄荷茶**:菊花 6g,薄荷 9g,金银花、桑叶各 10g,沸水浸泡,代茶饮。本方用菊花、桑叶、薄荷疏散风热、清利头目,金银花清热解毒。用于感冒发热、头昏、目赤、咽喉不利。

2. **菊花决明茶**:菊花 10g,炒决明子 12g,沸水浸泡代茶饮。菊花与决明子配伍,有较好的清肝明目和平肝阳的作用。用于肝热目赤、羞明多泪、头昏;或肝阳上亢,头昏目眩。

3. **桑菊银楂茶**:菊花、金银花、山楂各 5g,桑叶 10g,分 3～4 次用,每次以沸水浸泡,代茶饮。本方以桑叶、菊花、金银花清热平肝,山楂活血化瘀,桑叶、菊花、山楂能降压,菊花、山楂能扩张冠状动脉并增加血流量,山楂、金银花又能降低血清胆固醇。用于冠心病、高血压及动脉硬化症而有肝热者。

4. **菊花羹**:将菊花与银耳或莲子煮或蒸成羹食用,加入少许冰糖,可去烦热、利五脏、治头晕目眩等症。

5. **菊花膏**:以鲜菊花加水煎熬,滤取药汁并浓缩,兑入炼好的蜂蜜,制成膏剂,具有疏风清热、明目之效用。

野菊花

【性味功能】

味苦、辛,性温,有小毒。具有清热解毒的作用。

【应　用】

1. **无名肿毒**。把野菊花连茎捣烂后酒煎,趁热服,让汗发出,再把药渣敷在患处。还有一方:野菊花的茎叶、苍耳草各一把,一起捣烂,加入一碗酒,绞出汁之后把药渣敷在患处,要出汗才可以。

2. **天疱湿疮**。用野菊花根和枣木一起煮汤后清洗患处。

3. **颈部淋巴结肿大未溃破时**。把野菊花根捣烂,煎酒服用,再把药渣敷在患处。

艾叶

【性味功能】

味苦,性微温,无毒。具有温经止血,散寒调经,安胎的作用。

【应　用】

1. **流行性呼吸道疾病**。用干艾叶

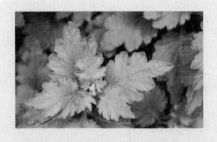

600 毫升，加水 2000 毫升，煮成 600 毫升后一次性服完，以出汗为度。

2. **妊娠感冒发烧、斑疹、尿血。**取鸡蛋大一团艾叶，加酒 600 毫升，煮成 50 毫升后，分 2 次服下。

3. **咽喉肿痛。**把鲜艾叶捣成汁后慢慢咽下。还有一方：将一把艾叶同醋放在一起捣烂，敷在喉部。

4. **头面生疮流黄水。**艾叶 60 克，加醋 200 毫升，煎成浓汁后摊在纸上贴于疮面，一天换二三次。

5. **夜间出汗，醒后即止。**用熟艾 6 克，白茯神 9 克，乌梅 3 个，加水一杯煎熟，临睡温服。

6. **手癣。**用艾叶 120～150 克，加水四至五碗，煮至五六开，倒入大口瓶内，把手心放在瓶口上，让热气熏手。如果水冷了加热后再熏。

7. **小儿生疮。**用艾叶烧成灰后敷搽患处。

【**饮食禁忌**】

阴虚血热者慎用。

茵陈

【**性味功能**】

味苦，性平、微寒，无毒。有利湿退黄，解毒疗疮的作用。

【**应　　用**】

1. **感冒头痛。**茵陈 30 克切细，加红枣 3 个煮汤服用，也可以生食。

2. **荨麻疹。**用茵陈煮浓汤后洗浴，多可痊愈。

3. **白癜风。**用茵陈 60 克，加水 5000 毫升，煮成 1400 毫升，先以皂荚汤洗患处，再以茵陈汤洗。隔一天洗一次。

4. **手足拘挛。**用茵陈 500 克，秫米 5000 克，面 1500 克，和匀照常法酿酒，每日饮服。

5. **眼热红肿。**用等分茵陈、车前子煮汤，每日以细茶送服数次。

【**饮食禁忌**】

非因湿热引起的黄疸忌服。

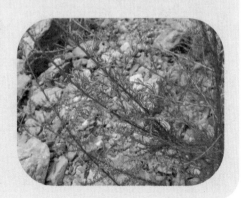

青蒿

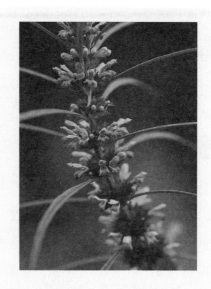

【性味功能】

味苦、性寒,无毒。有清透虚热,凉血除蒸,解暑,截疟的作用。

【应　　用】

1. **疟疾寒热**。青蒿 60 克,加水 400 毫升,捣汁服。

2. **酒痔便血**。将青蒿叶或青蒿茎研为细末。便前用冷水,便后用水酒调服。

3. **刀伤**。青蒿捣后封伤口,血止即愈。又方:用青蒿、麻叶、石灰等量,一起捣烂晒干,临用时研成细末搽伤处。

4. **牙齿肿痛**。用青蒿 1 把,煎水漱口。

5. **化脓性中耳炎**。以棉裹青蒿末塞耳中。

【饮食禁忌】

产后血虚、饮食停滞及泄泻者勿用。

益母草

【性味功能】

味甘、辛,性温。有活血调经,利水消肿,清热解毒的作用。

【应　　用】

1. **尿血**。用益母草捣汁每次服 200 毫升。

2. **痢疾解脓血便**。将等分益母草晒干,陈盐梅烧灰,都研成粉末。每次服 9 克,白痢以干姜汤、赤痢以甘草汤送服。

3. **小儿疳积合并痢疾**。用益母草嫩叶和米一起煮粥吃。

4. **痔疮**。用益母草叶捣成汁服用。

5. **妇女乳腺炎、小儿头疮、疥疽阴蚀等**。用益母草 500 克,加水 3000 毫升煎煮,分 3 次洗患处。

6. **各种疔疮**。把益母草捣烂敷在疮上,或绞成汁后内服。

7. **咽喉肿痛**。把益母草捣烂后,加新打的井水一碗,绞出浓汁后一次饮下。冬天用益母草根。

【注意事项】

孕妇禁用。

夏枯草

【性味功能】

味苦、辛,性寒,无毒。功能清肝火,散郁结,明目,利尿。

【应　　用】

1. 冷泪不止,羞明畏光。将夏枯草15克,香附子30克,一起研为细末。每次服3克,茶汤调下。

2. 赤白带下。夏枯草开花时,采来阴干,研为细末。每次饭前米汤送服6克。

3. 月经过多。将夏枯草研为细末,每次服1小匙,米汤调下。

4. 外伤。把夏枯草在口中嚼碎后敷在伤处。

5. 花斑癣。夏枯草煎成浓汁,每天洗患处。

6. 淋巴结结核。夏枯草180克,加水2杯,煎至七成,吃完饭过一段时间以后温服。体虚者,可用夏枯草煎汁熬膏服,并以膏涂患处。兼服十全大补汤加香附、贝母、远志更好。

【食　　疗】

夏枯草茶:夏枯草泡茶,清凉消暑。

【饮食禁忌】

脾胃虚弱者慎服。

旋覆花

【性味功能】

味苦、辛、咸,性微温。功能降气行水化痰,降逆止呕。

【应　　用】

1. 小儿眉毛、眼睫因生过癣后不能复生。将旋覆花、赤箭(即天麻苗)、防风等分研为细末,洗净患处,以油调涂。

2. 耳后生疮。将旋覆花烧过研成细末,以羊油调涂患处。

3. 乳癌、乳腺炎。旋覆花6克,蒲公英3克,甘草节3克,白芷3克,青皮3克。水酒为引,水煎服。

4. 风火牙痛。旋覆花为末,搽牙根上,良久,去其痰涎,疼止。

【饮食禁忌】

阴虚劳嗽,津伤燥咳者忌用。又因本品有绒毛,易刺激咽喉作痒而致呛咳呕吐,故需布包入煎。

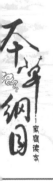

青葙子

【性味功能】

味苦,性微寒,无毒。青葙茎叶能燥湿清热,杀虫,止血。青葙子能清热泻火,明目退翳。

【应　用】

1. **皮肤疮疹瘙痒**。用青葙茎叶水煎洗患处,洗时须避风。

2. **妇女阴部瘙痒**。青葙茎叶90～120克。加水煎汁,熏洗患处。

3. **创伤出血**。将鲜青葙叶捣烂,敷于伤处,纱布包扎。

4. **肝热目赤,眼生翳膜,视物昏花**。若配生地黄、玄参、车前子,可治肝虚血热之视物昏花,如青葙丸;若配菟丝子、肉苁蓉、山药等药用,可治肝肾亏损,目昏干涩,如绿风还睛丸。

5. **肝火眩晕**。常配石决明、栀子、夏枯草等药用。

6. **鼻衄不止**。可用青葙子汁20毫升,灌入鼻中。

【食　疗】

1. **青葙炖鸡鸭**:青葙子根30克,同猪脚节或鸡鸭同炖服。用于治疗风湿身痛。

2. **青葙炖田鸡**:青葙子全草30克,同田鸡(青蛙)炖服。用于治疗下消(糖尿病多尿)。

【饮食禁忌】

青葙子有扩散瞳孔作用,青光眼患者禁用。

红花

【性味功能】

味辛,性温。功能活血通经、祛瘀止痛。

【应　用】

1. **咽喉肿痛**。红花捣烂,取汁100毫升服下,病愈为止。冬月无花,可用干花浸湿压汁煎服。

2. **耳出水**。用红花12克,枯矾15克,一起研为细末,先用棉花把耳擦净,然后把药末吹入耳内。无花则用枝叶研为细末亦可。

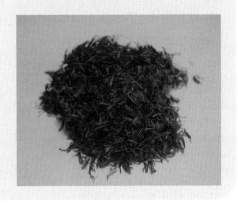

3. **跌打损伤,瘀血肿痛。**常配木香、苏木、乳香、没药等药用；或制为红花油、红花酊涂擦。

4. **瘀滞斑疹色暗。**常配伍清热凉血透疹的紫草、大青叶等用。

【饮食禁忌】

孕妇忌用。有出血倾向者慎用。

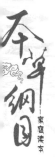

番红花

【性味功能】

味甘,性微寒。功能活血化瘀,凉血解毒,解郁安神。

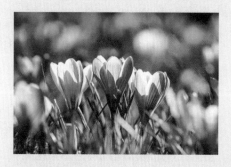

【应　　用】

1. **血瘀诸证。**单味煎服或配益母草、丹参、当归、赤芍、郁金同用。

2. **温病热入营血,发斑疹。**可单用,或配大青叶、板蓝根、紫草、赤芍。

【饮食禁忌】

孕妇忌用。有出血倾向者慎用。

小蓟

【性味功能】

味甘、苦,性凉。功能凉血止血,散瘀解毒消痈。

【应　　用】

1. **九窍出血。**单用本品捣汁服。

2. **外伤出血。**将本品捣烂外涂。

3. **多种出血证。**常与大蓟、侧柏叶、茅根、茜草等同用,如十灰散。

4. **尿血淋沥涩疼。**可单味应用,也可配伍生地、滑石、山栀、淡竹叶等,如小蓟饮子。

5. **热毒痈肿。**治热毒疮疡初起肿痛之证。可单用鲜品捣烂敷患处,也可与乳香、没药同用。

6. **小儿黄水疮,湿烂痒痛。**可以小蓟叶捣烂,涂疮上,干即换之。

7. **痈疮热毒,疥癣湿痒。**鲜小蓟根、叶与食盐少许,一起捣烂敷于患部,或煎汤洗。

【饮食禁忌】

脾胃虚寒而无瘀滞者忌服。

续断

【性味功能】

味苦、辛,性微温。功能补益肝肾,强

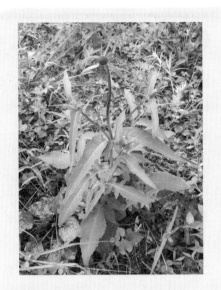

3. **风湿病,筋脉拘挛,骨节疼痛。**漏芦 15 克(去芦头,麸炒),地龙(去土,炒)15 克。上二味捣碎,研为细末。先用生姜 60 克取汁,蜜 60 克,同煎三五沸,倒入好酒 100 毫升,以瓷器盛。每次以此调药末 5 克,温服。

4. **皮疹瘙痒。**漏芦、荆芥、白鲜皮、浮萍、牛膝、当归、蕲蛇、枸杞子各 30 克,甘草 18 克,苦参 60 克。浸酒中,饮酒。

筋健骨,止血安胎,疗伤续折。

【饮食禁忌】

风湿热痹者忌服。初痢勿用,气郁者禁用。

【性味功能】

味苦,性寒。功能清热解毒,消痈散结,通经下乳,舒筋通脉。

【应　　用】

1. **白秃头疮。**漏芦草烧灰,加猪油调匀涂搽。

2. **乳汁不下,乳内胀痛,积久成痈。**漏芦 90 克,蛇蜕 10 条(炙焦),瓜蒌 10 个(烧灰存性),一起研为细末。每次用温酒调服 6 克。

【食　　疗】

1. **漏芦饼子肉汤:**用漏芦研为细末,每取一匙,和肉汤同服。适用于腹内蛔虫。

2. **漏芦粉:**漏芦 30 克,研成细末。每次服 3 克,加猪肝 30 克或盐少许同煮熟,空腹一次服完。适用于小儿疳病肚胀,或常泻痢,冷热不调。

【饮食禁忌】

气虚、疮疡平塌者及孕妇忌服。

【性味功能】

味苦,性寒。功能清热解毒,凉血消斑。

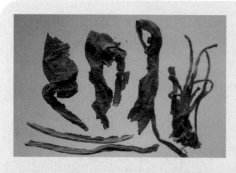

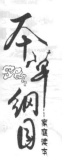

牛蒡子

【性味功能】

味辛、苦,性寒。功能疏散风热,宣肺祛痰,利咽透疹,解毒消肿。

【应　　用】

1. **风热浮肿、咽喉肿痛。**牛蒡子20克,炒半生半熟,研成细末。每次服用1匙,热酒送下。

2. **上颚部发痈肿,疼痛难忍。**牛蒡子、石膏等量研为细末,以茶调服。或用牛蒡子(炒)、甘草(生)等量研为细末,水煎,含咽。

3. **牙痛。**牛蒡子(炒过),煎水含漱。

4. **低热不退,烦躁发渴,四肢无力,不思饮食。**牛蒡根捣汁服1小碗,有效。

5. **老人中风,口目抽动,烦闷不安。**牛蒡根去皮,切200克,晒干,打成粉,加大米80克,合做成饼,在豉汁中煮熟,添葱椒。经常空腹取食,极有效。

6. **头皮屑多。**牛蒡叶捣汁,熬浓,涂头上。第2天早晨,以皂荚水洗去。

7. **咽喉肿痛。**牛蒡根200克,加水1000毫升,煎成200毫升,分3次服。

8. **风热瘾疹。**牛蒡子(炒)、浮萍等量

【应　　用】

1. **咽喉肿痛。**大青叶捣汁灌服。

2. **口腔溃疡。**用大青叶20克,黄连15克,加水600毫升,煮成200毫升服下。一天服2次,病愈为止。

3. **热病下痢。**用大青叶120克,甘草、赤石脂各90克,阿胶60克,豆豉24克,加水2000毫升,煮成600毫升,分3次服。此方名"大青汤"。

4. **腮腺炎。**鲜大青叶洗净,捣烂外敷患处,同时取鲜大青叶30克,煎汤内服。

5. **肺炎,高热喘咳。**鲜大青叶30~60克。捣烂绞汁,调蜜少许,炖热,温服,一日2次。

6. **黄疸热甚。**大青叶60克,茵陈、秦艽各30克,天花粉24克,以水煎服。

【饮食禁忌】

脾胃虚寒者忌用。

研为细末。每次以薄荷汤送服6克。

9.**诸疮肿毒**。牛蒡根3条,洗净,煮烂,捣成汁,加米煮粥,每餐食一碗。

【饮食禁忌】

本品性寒,滑肠通便,气虚便溏者慎用。

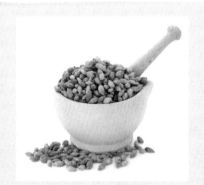

苍耳子

【性味功能】

味辛、苦,性温。有毒。能发散风寒,通鼻窍,祛风湿,止痹痛。

【应　　用】

1.**风湿病,关节挛急疼痛**。苍耳子90克,炒后研为细末,加水300毫升,煎取一半,去滓服。

2.**牙痛**。用苍耳子100克,加水1000毫升,煮取100毫升,趁热含漱,冷即吐去另换热汁。用茎、叶煮水含漱或水中加少量盐都有效。

3.**鼻炎流涕**。将苍耳子(炒)研为细末,每次开水送服3~6克。

4.**视物模糊昏暗**。苍耳子200克,研成细末,加白米100克煮粥每天吃。

5.**鼻血不止**。将苍耳茎叶捣汁一小碗服下。

6.**风疹和遍身湿痒**。用苍耳全草煎汤外洗。

7.**手足红肿热痛**。苍耳草绞取汁,浸渍患处。

【饮食禁忌】

血虚头痛不宜服用。过量服用易致中毒。

豨莶草

【性味功能】

味辛、苦,性寒。功能祛风湿,利关节,解毒。

【饮食禁忌】

阴血不足者忌服。

芦根

【性味功能】

根味甘,性寒,无毒;茎、叶味甘,性寒,无毒。功能清热泻火,生津止渴,除烦止呕,利尿。

【应　用】

1.气滞,烦闷不下食,舌红少苔。用芦根 150 克,切小块,加水 3 大碗,煮取 2 碗,去渣,温服。

2.上吐下泻,烦闷。用芦根 9 克,麦冬 3 克,水煎服。

3.肺脓肿。用芦茎(切小)400 克,加水 4000 毫升,煮成 1000 毫升,再加桃仁 50 枚,薏苡仁、冬瓜仁各 100克,煮成 400 毫升服下,吐出脓血即愈。此方名"苇茎汤"。

4.背疮溃烂。将陈芦叶研为细末,先以葱椒汤洗净患处,然后把药末敷上。

5.中鱼蟹毒。可用芦根煮汁服。

【饮食禁忌】

脾胃虚寒者忌服。

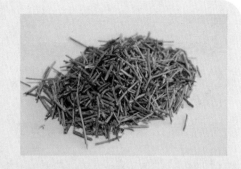

煮成粥。先以热水洗澡,然后食粥,汗出即痊愈。

2.关节冷痛。用麻黄(去根)150 克,桂心 40 克,一起研成细末,加酒 400 毫升,以慢火熬成糖稀。每次服 1 匙,用热酒调下,汗出见效。注意避风。

3.夜间出汗,醒后即止。用麻黄根、牡蛎粉,一起研为细末,扑身上。还有一方,将麻黄根、椒目等分研成细末。每次服 3 克,用酒送下。

4.自汗。用黄芪、麻黄根各 30 克,加牡蛎(淘米水浸洗后煅过)一起制成散剂。每次服 15 克,用水 2 碗,小麦百粒一起煎后服下。

【饮食禁忌】

凡表虚自汗、阴虚者忌服麻黄根。

 麻黄

【性味功能】

茎味辛、微苦,性温,功能发汗解表,宣肺平喘,利水消肿。根味甘、微涩,性平,功能固表止汗。

【应　用】

1.风寒感冒、发热。用麻黄 30 克,水煎至半干,去渣留汁,加米及豆豉,

 地黄

【性味功能】

鲜生地味甘、苦,性寒,功能清热生

津,凉血止血。生地黄性寒,味甘,功能黄清热凉血,养阴生津。熟地黄味甘,性微温,功能补血调经,滋阴填髓。

【应　　用】

1. **虚损或大病后,或积劳后,症见四肢沉滞,肌肉酸痛,呼吸力少,或小腹拘急,咽干唇燥,饮食无味,多卧少起**。用生地黄 1000 克,面 500 克,捣烂炒干研为细末。每次服用 1 匙,空腹以酒送服,一天 3 次。

2. **病后虚汗,口干心烦躁**。用熟地黄 150 克,加水 3 碗煎成 1 碗半,分 3 次服,1 天服完。

3. **疔肿乳痈**。用生地黄捣烂敷患处,药变热,即需更换。

4. **跌打损伤,瘀血在腹**。用生地黄汁 600 毫升,加酒 200 毫升,煮成 300 毫升,分 3 次服完。

5. **眼睛红痛**。用生地黄、黑豆各 60 克,捣成膏,临卧时先以盐汤洗眼,再以药膏涂盖在眼皮上。次日晨,用水把药膏浸湿、洗掉。

6. **牙疳脓血**。用生地黄 500 克,盐 300 克,共捣成团,外用面裹住,投火中烧焦,剥去面壳,药中加麝香 0.3 克,研匀,贴患处。

7. **牙齿动摇**。用棉裹生地黄放口中细嚼,令药汁作用于齿根,后将汁咽下。

【饮食禁忌】

本品性寒而滞,脾虚湿滞、腹满便溏者,不宜食用。

牛膝

【性味功能】

根味苦、酸,性平,无毒。功能补肝肾,强筋骨,活血通经,引火下行,利尿通淋。

【应　　用】

1. **产后尿血**。用川牛膝煎水常服。

2. **口舌疮烂**。用牛膝浸酒含漱,亦可水煎后饮用。

3. **牙齿疼痛**。将牛膝研为细末,加水含漱,也可以用牛膝烧灰敷患处。

4. **疮疡**。将牛膝根捣后敷患处。

5. **痈疖已溃**。将牛膝根略刮去皮,插

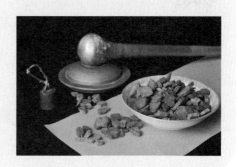

入疮口中,留半寸在外,以嫩橘叶及地锦草各一把,捣烂后涂疮上。

【饮食禁忌】

凡中气下陷,脾虚泄泻,下元不固,梦遗失精,月经过多,及孕妇均忌服。

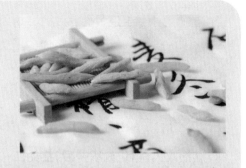

紫菀

【性味功能】

根味苦,性温,无毒。功能润肺下气,消痰止咳。

【应　　用】

1.肺伤咳嗽。紫菀花15克,加水1碗,煎至七成,温服。一天服3次。

2.久咳不愈。紫菀、款冬花各30克,百部15克,捣筛为末。每次服用9克,以姜3片,乌梅1个,煎汤调下。一天服2次。

麦冬

【性味功能】

味甘,性平,无毒。功能滋阴润肺,益胃生津,清心除烦。

【应　　用】

1.鼻血。麦冬(去心)500克,捣烂取汁,加蜜300毫升,调匀,分2次服下。

2.齿缝出血。用麦冬煎汤漱口。

3.喉疮。将麦冬30克,黄连15克,一起研为细末,加炼蜜做成丸子,如梧子大。每次服用20丸,麦冬煎汤送下。

【饮食禁忌】

虚寒泄泻、湿浊中阴、风寒或寒痰咳喘者均禁服。

淡竹叶

【性味功能】

味甘,性寒,无毒。功能清热除烦,利尿。

【应　　用】

1.伤寒、温病、暑病之后,见身热多汗,心胸烦闷,气逆欲呕,口干喜饮,或虚烦不寐,舌红苔少,脉细数。竹叶6克,石膏50克,半夏9克,麦冬

20 克,人参 6 克,甘草(炙)6 克,粳米 10 克,以水 2000 毫升,煮取 1200 毫升,去渣,放入粳米,煮米熟,汤成去米,每次温服 200 毫升,一日 3 次。

2. **预防喉痛**。单味煎汤,代茶饮。

3. **牙齿出血**。淡竹叶煎浓汁含漱。

4. **尿路感染**。生地 20 克,木通 6 克,甘草梢 6 克,水煎服。

【性味功能】

味苦、微甘,性寒,无毒。功能清热解毒,利水消肿。

【应　　用】

1. **小便不通**。龙葵根与木通、胡荽煎汤服。

2. **火焰丹毒**。龙葵叶加醋研为细末敷涂,能消红肿。

3. **背痈**。用龙葵 30 克,研为细末,加入麝香 0.3 克,研匀敷痈上。

4. **蚤虱**。用龙葵叶铺席下,次日蚤虱尽死。

5. **咽喉肿痛**。可配合土牛膝、筋骨草、大青叶等药同用。

6. **外科痈肿疔毒**。可用鲜草洗净,捣烂外敷;内服可配合地丁草、野菊花、蒲公英等药同用。

【饮食禁忌】

脾胃虚弱者勿服。

【性味功能】

味辛,性温,无毒。功能润肺下气,化痰止嗽。

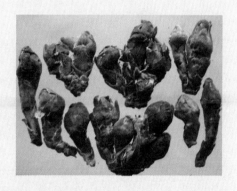

【应　　用】

口中疳疮。款冬花、黄连等分为末,以唾液调成饼子,将蛇床子煎汤漱口,并将饼子敷患处。

【性味功能】

味咸,性平,无毒。功能清肝明目,通便。

【应　用】

眼睛红肿，头风热痛。决明子炒过，研细，加茶调匀敷太阳穴，药干即换，一夜肿消。

【食疗方药】

菊花决明子粥：菊花 10 克，决明子 10～15 克，粳米 50 克，冰糖适量。先把决明子放入砂锅内炒至微有香气，取出，待冷后与菊花共煎汁，去渣取汁，放入粳米煮粥，粥将熟时，加入冰糖，再煮 1～2 沸即可食。每日 1 次，5～7 日为 1 个疗程。具有清肝明目，降压通便的作用。适用于高血压、高脂血症，以及习惯性便秘等。

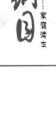

地肤子

【性味功能】

味苦，性寒，无毒。功能强壮，利尿，明目。

【应　用】

1. **风热赤眼。**地肤子 15 克，车前子 9 克，青葙子 9 克，水煎，一日分 2～3 次服。

2. **雷头风，症见头面肿痛，恶寒发热，似伤寒。**用地肤子同生姜研烂，热酒冲服汗出即愈。

3. **疝气。**地肤子炒后研细。每次服用 3 克，以酒送下。

4. **砂淋、血淋、热淋，尿涩刺痛。**地肤子 30 克，海金沙 9 克，煎服。

瞿麦

【性味功能】

味苦，性寒，无毒。功能利尿通淋，破血通经。

【应　用】

1. **尿路结石。**将瞿麦子捣为末，每次服用 1 匙，酒送下，一天服 3 次。

2. **淋证，以热淋最为适宜。**常与萹蓄、木通、车前子同用，如八正散。治小便淋沥有血，则与栀子、甘草等同用，如立效散。治尿路结石，与石韦、滑石、冬葵子配伍，如石韦散。

3. **咽喉骨鲠。**将瞿麦研为细末，每次服用 1 匙，水送下。一天服 2 次。

【饮食禁忌】

孕妇忌服。

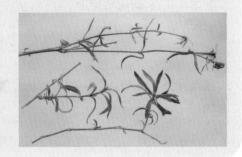

王不留行

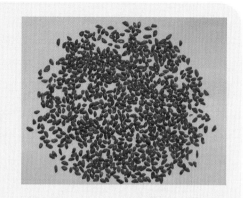

【性味功能】

味苦,性平,无毒。功能活血通经,下乳消痈,利尿通淋。

【应　　用】

1. **鼻血不止**。用王不留行连茎、叶阴干,煎成浓汁温服,很快见效。

2. **大便后下血**。将王不留行研为末,每次服用 3 克,水送下。

3. **妇女乳少**。将王不留行、穿山甲(炮)、龙骨、瞿麦穗、麦冬等分为末。每次服用 3 克,热酒调下,服药后再吃猪蹄汤,并一日数次按摩乳房,助乳汁流出。此方名"涌泉散"。

4. **头风白屑**。用王不留行、香白芷等分为末,干搽头上。第 2 天清晨篦去。

【饮食禁忌】

孕妇慎用。

车前子

【性味功能】

味甘,性寒,无毒。功能清热利尿,渗湿通淋,明目,祛痰。

【应　　用】

1. **血淋作痛**。车前子晒干研细,每次服用 6 克,车前叶煎汤送下。或用车前草 750 克捣汁,空腹服。

2. **尿路感染、发热**。用车前子 750 克,煮汁,去渣,用汁煮米粥吃,有效。

3. **小便不通**。车前草 500 克,加水600 毫升煎取 200 毫升,分 3 次服。另有将上方加冬瓜汁或桑叶汁。

4. **鼻血不止**。车前叶捣汁饮下。

5. **湿气腰痛**。车前叶(连根)7 棵,葱白(连须)7 棵,枣 7 枚,煮酒一瓶常服。

6. **喉痹、乳蛾**。将车前草、凤尾草捣烂,加霜梅肉少许煮酒,共研取汁,鸡毛蘸取刷喉。

7. **高血压病**。每日用车前子 9 克,水煎 2 次,当茶饮。

8. **小儿单纯性消化不良**。将车前子炒焦研碎,口服。4～12 个月每次 0.5 克,1～2 岁 1 克左右,每日

3～4次。

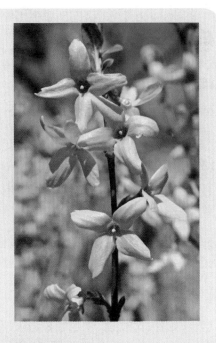

旱莲草

【性味功能】

味甘、酸,性平,无毒。功能滋补肝肾,凉血止血。

【应　用】

1. **乌须固齿**。旱莲草连根500克,以酒洗净,撒盐腌3天,连汁放入油锅中炒后,研为末。每天取末搽牙,连口水吞下。

2. **偏正头痛**。用旱莲草汁滴鼻中。

3. **尿血**。将旱莲草、车前草等分研细,取汁。每次服用6克,米汤送下。

4. **大便下血**。旱莲草在瓦上焙干,研为末。每次服用6克,米汤送下。

5. **疔疮恶肿**。将旱莲草阴干,露一夜后收存。用时嚼一叶贴患处,边缘用消毒类膏剂护住。

6. **风牙疼痛**。旱莲草加一点盐在手心中稍搓,以此擦牙,痛即止。

连翘

【性味功能】

味苦,性平,无毒。功能清热解毒,消肿散结,疏散风热。

【应　用】

1. **瘰疬结核**。连翘、鬼箭羽、瞿麦、甘草(炙)各等分,切为细末,每次服用6克,临卧以米汤调服。

2. **痔疮肿痛**。用连翘煎汤熏洗,后以绿矾加麝香少许敷贴。

3. **痈疽肿毒**。用连翘草及根各200克,加水1200毫升,煮成600毫升服。出汗见效。

4. **乳腺炎**。连翘、五灵脂、蒲公英、川贝母各6克,水煎服。

5. **舌破生疮**。连翘15克,黄柏9克,甘草6克,水煎含漱。

6. **紫癜**。取连翘18克,加水用文火

煎成 150 毫升,分 3 次饭前服,忌辛
辣饮食。

【饮食禁忌】

脾胃虚弱,气虚发热,痈疽已溃、脓
稀色淡者忌服。

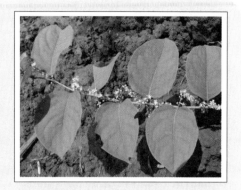

【性味功能】

味咸,性寒,无毒。功能清热,凉血,
解毒。

【应　　用】

1. **小儿疳痢**。随小儿年龄大小,取适
量青黛以水研匀服下,有效。

2. **瘰疬结核未溃破**。用青黛、马齿苋
同捣烂,每日敷患处。

3. **流行性腮腺炎**。青黛适量外涂。

【性味功能】

性微温。功能祛风利湿,散瘀定痛,
止咳化痰。

【应　　用】

1. **小便淋痛**。将虎杖研为末,每次服
用 6 克,米汤送下。

2. **月经不通**。用虎杖 90 克,凌霄花、

没药各 30 克,一起研为细末。每次
服用 3 克,热酒送下。

3. **糖尿病**。虎杖、海浮石(烧过)、乌
贼骨、丹砂等分为末,渴时,以麦冬
汤冲服 6 克。一天服 3 次,忌酒、鱼、
面、生冷、房事。

4. **尿路结石**。用虎杖煎汤,调麝香、
乳香少许服下。

【性味功能】

味苦,性平,无毒。功能清热解毒,利
尿,杀虫。

【应　　用】

1. **痔发肿病**。萹蓄捣烂取汁服 200
毫升。无效可再服。另可取萹蓄汁和
面作饼,一天吃 3 次。

2. **恶疮痂痒**。用萹蓄捣烂封患处,痂
落病愈。

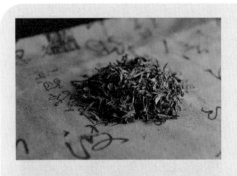

3. **腮腺炎**。取鲜萹蓄 30 克,洗净后切细捣烂,加入适量生石灰水,再调入蛋清,涂敷患处。

4. **鞘膜积液**。萹蓄 30 克,生苡仁 30 克,水煎服,一日 1 剂,7 天为 1 疗程。

5. **牙痛**。取萹蓄 50～100 克(鲜品不拘多少)水煎,分 2 次服。

6. **皮肤疮疹、瘙痒**。萹蓄煎汤外洗。

刺蒺藜

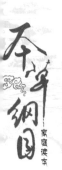

【性味功能】

味苦,性温,无毒。功能平肝解郁,活血祛风,明目,止痒。

【应　　用】

1. **蛔虫病**。初秋采集的蒺藜子,阴干收存。每次服用 1 匙,一天服 3 次。

2. **牙齿动摇**。将蒺藜(去角)15 克,研碎,加水半碗,盐少许,温时漱口甚效。或以蒺藜根烧灰贴牙,亦能固齿。

3. **面上瘢痕**。用蒺藜子、山栀子各 150 克,一起研为细末。加醋调匀。夜涂脸上,清晨洗去。

4. **白癜风**。白蒺藜子 60 克,生捣为末。每次服用 6 克,热水送下,一天服 2 次。白处见红点,即预示有效。

5. **疔肿**。蒺藜子 200 克,用火熬,捣烂,以醋调匀封疮上。拔根即愈。

海金沙

【性味功能】

味甘,性寒,无毒。功能清利湿热,通淋止痛。

【应　　用】

1. **热淋急痛**。海金沙阴干,研为细末。每次 6 克,煎生甘草汤调服。药中加滑石亦可。

2. **小便膏淋如油**。用海金沙、滑石各 30 克,甘草梢 6 克,一起研为细末。每次服用 6 克,麦冬煎汤服。一天服 2 次。

3. **火烫伤**。海金沙茎、叶烧灰存性,研成细末,用麻油调搽患处。

4. **流行性腮腺炎**。海金沙藤根 30 克,水煎服。

5. **尿路感染,小便灼热**。鲜海金沙茎叶 30 克,捣汁,冷开水兑服。

半边莲

【性味功能】

味辛,性平,无毒。功能祛风解毒,清热利尿。

【应　　用】

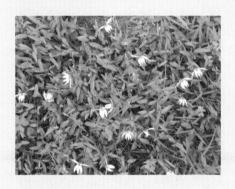

1. **蛇咬伤**。半边莲捣烂,取汁饮下。药渣敷伤处。

2. **气喘,疟疾**。用半边莲、雄黄各 6 克,共捣成泥,放碗内,盖好,等颜色变青后,加饭做成丸子,如梧子大。每次服用 9 丸,空腹盐汤送服。

紫花地丁

【性味功能】

味苦、辛,性寒,无毒。功能清热解毒,凉血消肿。

【应　　用】

1. **黄疸内热**。紫花地丁研为细末,每次服用 9 克,酒送下。

2. **痈疽发背**。用三伏天收取的紫花地丁草,捣碎,和白面,放醋中泡一夜,贴疮上,极有效。

3. **疔疮肿毒**。用紫花地丁草捣汁服。又方:紫花地丁草、葱头、生蜜一起捣烂贴患处。又方:用紫花地丁根去粗皮,同白蒺藜一起研为细末,加油调匀涂患处。

4. **喉痹肿痛**。紫花地丁叶加酱少许,研成膏,点入喉部。取吐为效。

大黄

【性味功能】

味苦,性寒,无毒。功能泻热通肠,凉血解毒,逐瘀通经。

【应　　用】

1.**血热鼻血**。大黄 60 克,黄连、黄芩

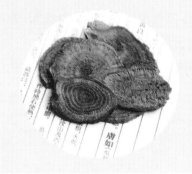

各 30 克,加水 1000 毫升,煮成 200 毫升,热服。下泻即验。

2. 大便燥结,积滞泻痢,以及热结便秘、壮热苔黄等。 与芒硝、厚朴、枳实等配伍同用。

3. 目赤暴痛,热毒疮疖等。 配黄连、黄芩、丹皮、赤芍等同用。

4. 产后瘀滞腹痛,瘀血凝滞,月经不通,以及跌打损伤、瘀滞作痛等。 在使用时须配合活血行瘀的药物,如桃仁、赤芍、红花等同用。

5. 黄疸。 临床多与茵陈、栀子等药配伍应用。

6. 烫伤,热毒疮疡,蠼螋咬疮。 大黄研为细末外敷。

7. 热痢,里急后重。 大黄 30 克,浸酒中半日,取出煎服。

8. 风热牙痛。 将大黄烧存性,研为末,早晚擦牙。

9. 鼻内生疮。 将生大黄、杏仁捣匀,加猪油调涂。又方:生大黄、黄连各 3 克,麝香少许,一起研为细末,加重油调涂。

10. 冻疮。 用水调大黄末涂搽。

11. 烧烫伤。 大黄(生)研末,调蜜涂搽,不仅止痛,而且消斑。

12. 乳痈。 将大黄、甘草各 30 克,一起研为细末,加好酒熬成膏,摊布块上贴疮。同时,取药末一匙,温酒送服。次日即有恶臭物排出。此方名"金黄散"。

【饮食禁忌】

本品苦寒,易伤胃气,脾胃虚弱者慎用;妇女怀孕、妇女胎前、产后、月经期、哺乳期应忌用。生大黄内服可能发生恶心、呕吐、腹痛等副反应,一般停药后即可缓解。

商陆

【性味功能】

味辛,性平,有毒。功能通二便,泻水,散结。

【应　　用】

1. 水肿。商陆根去皮,切成豆大颗粒,装一碗,加糯米一碗,同煮成粥,每日空腹吃下。微泻为好,不得杂食。

2. 石痈(痈硬如石,不出脓)。 用商陆根捣烂搽涂患处,药干即换。此方亦治湿疮、疖子。

【食　　疗】

商陆炖鸡汤: 本地老母鸡 1 只,去净内脏,用红辣椒 30g,商陆 15g。不放酱、盐煮食,直至腹水消退,身体恢复,有人连吃十数只而愈,主治肝硬化腹水。

附子

【性味功能】

味辛,性温,有大毒。功能回阳救逆,补火助阳,散寒止痛。

【应　　用】

1.**少阴伤寒,初得二三日,脉微细,但昏昏欲睡,小便白色。**与麻黄、甘草配伍应用。

2.**少阴发热初得,反发热而脉沉。**与麻黄、细辛配伍应用。

3.**耳鸣不止。**用乌头(烧作灰)、菖蒲等分为末,棉花裹着塞耳内。一天换药2次。

4.**牙痛。**用炮附子末纳牙孔中,痛乃止。

5.**痈疽肿毒。**川乌头(炒)、黄柏(炒)

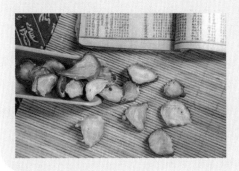

各30克,研为细末,以唾液调涂患处,涂后留痛头在外。药干则以淘米水润湿。

6.**疗疮肿痛。**醋和附子末涂患处。药干再涂。

7.**手足冻裂。**用附子去皮,研为细末,以水、面调涂,有效。

【饮食禁忌】

本品毒性大,建议先煎1小时。孕妇禁用。不宜与半夏、瓜蒌、天花粉、贝母、白蔹、白及同用。且需要根据自己的详细情况用药,适当使用,过犹不及。因附子含有毒性成分乌头碱,主要对心肌、迷走神经、末梢神经有麻痹作用,中毒症状有舌尖麻木、肢体麻木,有蚁走感,头晕、视力模糊,恶心,呕吐等,最严重至危及生命。建议在医师指导下使用。

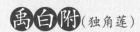 禹白附(独角莲)

【性味功能】

味辛、甘,性温,有小毒。功能祛风痰,定惊搐,解毒散结止痛。

【饮食禁忌】

孕妇慎用。生品内服宜慎。

天南星

【性味功能】

味苦,性温,有大毒。功能燥湿化痰,祛风止疟,散结消肿。

【应　　用】

1.口眼㖞斜。天南星(生)研为细末,用姜汁调匀。病在左,敷右侧;病在右,敷左侧。

2.下颚关节脱位。用天南星末,调姜汁涂两颊,一夜即能使关节处复原。

3.身面疣子。用醋调天南星末涂搽。

【饮食禁忌】

本品有大毒,用时需谨慎。孕妇慎用。

半夏

【性味功能】

味辛,性平,有毒。功能燥湿化痰,降逆止呕,消痞散结。

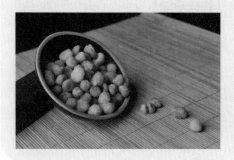

【应　　用】

喉痹肿塞。用生半夏末纳鼻内,涎出见效。

【饮食禁忌】

一切血证及阴虚燥咳、津伤口渴者忌服。

蚤休

【性味功能】

味苦,性微寒,有毒。功能清热解毒,平喘止咳,息风定惊。

【应　　用】

1.脱肛。蚤休用醋磨汁。外涂患部后,用纱布压送复位,每日可涂 2～3 次。

2.蛇咬伤。蚤休 6 克,研末开水送服,每日 2～3 次;另将七叶一枝花鲜根捣烂,或加甜酒酿捣烂敷患处。

【饮食禁忌】

体虚,无实火热毒,阴证外疡及孕妇均忌服。

射干

【性味功能】

味甘,性平,有毒。功能清热解毒,消

痰,利咽。

【应　　用】

乳痈初起。取射干根和萱草根,一起研为细末,加蜜调敷,极有效。

【饮食禁忌】

本品苦寒,脾虚便溏者不宜使用。孕妇忌用或慎用。

凤仙

【性味功能】

子微苦,性温,有小毒,功能祛风活血,消肿止痛。花味甘,性温,无毒。根、叶味苦、甘、辛,有小毒。

【应　　用】

1.**蛇咬伤。**将凤仙花捣烂绞汁服,渣

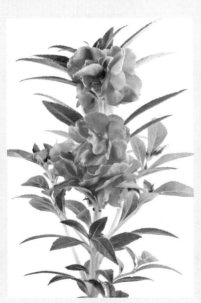

外敷。

2.**打伤肿痛。**凤仙叶捣成泥,涂肿破处,药干即换,一夜血即散。冬季则用预采的干叶研成末,水调涂。

3.**溃疡日久。**凤仙、冰片共研为细末,干搽。

4.**受湿后脚面肿。**凤仙连根带叶,共捣细,加砂糖和匀,敷肿处。

5.**脚气肿胀。**鲜凤仙(捣烂)、鲜紫苏茎叶等分,水煎,放盆或小桶内,先熏后淋洗。

6.**蛇头疔。**鲜凤仙取下半截连根叶用,捣烂敷肿处。或同甜酒酿糟捣烂敷。

曼陀罗花
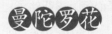

【性味功能】

花、子味辛,性温,有毒。功能平喘止咳,镇痛,解痉。

【应　　用】

1.**脸上生疮。**将曼陀罗花晒干,研为细末,取少许敷贴疮上。

2.**大肠脱肛。**曼陀罗子连壳 1 对,橡斗 16 个,同切碎,水煎开 3～5 次,加入朴硝少许洗患处。

菟丝子

【性味功能】

味辛、甘,性平,无毒。功能滋补肝肾,固精缩尿,安胎,明目,止泻。

【应　用】

1.白浊遗精,症见思虑太过,心肾虚损,真阳不固,渐有遗沥,小便白浊,梦中泄精。将菟丝子、白茯苓、石莲肉,一起研为细末,加酒,糊成丸子,如梧子大。每次服用30～90丸,空腹服,盐汤送下。此方名"茯菟丸"。

2.小便淋沥。用菟丝子煮汁饮服。

3.小便赤浊,症见心肾不足,精少血燥,口干烦热,头晕心慌。将菟丝子、麦门冬等分为末,加蜜做成丸子,如梧子大,每次服用70丸,盐汤送下。

4.腰膝疼痛,麻木无力。菟丝子、牛膝,以酒泡过,取出晾干,研为细末,将原酒煮糊调药成丸如梧子大。每次服用20～30丸,空腹服,酒送下。

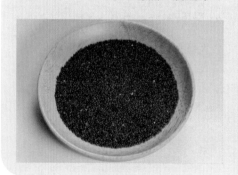

5.肝阴损伤,视物昏暗。菟丝子泡酒中3天,取出晾干,研为细末,以鸡蛋白和药成丸,如梧子大。每次服用20丸,空腹服,温酒送下。

6.癣疮。用菟丝子炒过,研为细末,加油调匀敷疮上。

7.痔疮。用菟丝子熬成黄黑包,研为细末,加鸡蛋白调匀涂搽。

【食　疗】

菟丝子粥: 菟丝子60克,粳米100克,白糖适量。菟丝子研碎,放入砂锅内,加入300毫升水,用文火煎至200毫升,去渣留汁,加入粳米后另加水300毫升及适量白糖,用文火煮成粥。可补肾益精,养肝明目。适用于肝肾不足的腰膝筋骨酸痛,腿脚软弱无力、阳痿遗精、呓语、小便频数、尿有余沥、头晕眼花、视物不清、耳鸣耳聋以及妇女带下、习惯性流产等症。

【饮食禁忌】

阴虚火旺者忌用。

【性味功能】

味甘,性平,无毒。功能益肾,固精,

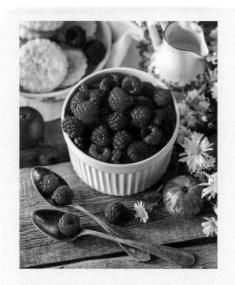

【应　　用】

1.小儿脾疳。用使君子、芦荟等分为末。每次服用 3 克,米汤送下。

2.蛔虫病。将使君子为末,清晨时以米汤调服 3 克。

3.虫牙疼痛。用使君子煎汤频漱口。

【饮食禁忌】

服药时忌饮浓茶。

木鳖子

【性味功能】

味甘,性温,无毒。功能消肿散结,祛毒。(有人认为木鳖子有毒,不可食)

【应　　用】

1.肛门痔痛。用木鳖仁 3 枚,捣成泥,倒入百沸汤 1 碗,趁热先熏后洗。每日 3 次。

2.风牙肿痛。用木鳖子仁磨醋涂搽。

【饮食禁忌】

孕妇及体虚者忌服;忌猪肉。。

缩尿。

【应　　用】

1.阳痿。覆盆子以酒浸后,焙干,研为细末,每天以酒服 9 克。

2.添精补髓,疏利肾气,不问下焦虚实寒热,服之自能平秘。覆盆子与枸杞子、菟丝子、五味子、车前子共同配伍应用,即五子衍宗丸。

3.肺虚寒。覆盆子取汁,少量加蜜,或熬为稀汤,常服。

【饮食禁忌】

肾虚火旺,小便短赤者慎服。

牵牛子

【性味功能】

味苦,性寒,有毒。功能泻水通便,消痰涤饮,杀虫攻积。

使君子

【性味功能】

味甘,性温,无毒。功能杀虫消积。

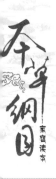

【应　　用】

1.大便不通。用牵牛子(半生半熟)研为细末。每次服用 6 克,以姜汤送下。亦可加等分大黄。

2.水肿尿涩。牵牛子研为细末,每次服用 1 匙,以小便通利为度。

3.面部粉刺。用黑牵牛子末,调入面霜中,每日洗搽脸部。

【饮食禁忌】

用量过大可出现神经系统症状及便血、腹痛、呕吐等副反应。因此,本品只宜偶用,正气亏虚所致的虚胀不宜应用。

月季花

【性味功能】

味甘,性温,无毒。功能疏肝解郁,活血调经。

【应　　用】

气滞血瘀型闭经、月经不调、痛经。将月季花 50 克洗净,加水 150 毫

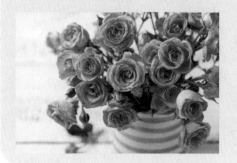

升,文火煎至 100 毫升。去渣取汁,加冰糖及黄酒适量,调服。

【饮食禁忌】

血热、气虚者不宜饮用。

瓜蒌

【性味功能】

味苦,性寒,无毒。功能清热化痰,宽胸散结,润燥滑肠,消肿排脓。

【应　　用】

1.痰喘气急。将瓜蒌 2 个,明矾如枣大 1 块,同烧成灰,研细,以熟萝卜蘸食。药尽病除。

2.小便不通,腹胀。将瓜蒌(焙过)研为细末。每次服用 6 克,热酒送下。服至病愈为止。

3.便血。用瓜蒌 1 个,烧灰,加赤小豆 15 克,一起研为细末。每次服用 3 克,空腹服,以酒送下。

4.咽喉肿痛,不能发声。用瓜蒌皮、白僵蚕(炒)、甘草(炒)各 8 克,一起研为细末。每次服用 9 克,以姜汤送下。一天服 2 次,或以棉裹 1.5 克含咽亦可。此方名"发声散"。

5.小儿热病。用天花粉(即瓜蒌根)末 1.5 克,乳汁调服。

6.**天疱湿疮**。用天花粉、滑石等分为末,水调搽涂。

脾胃虚寒者慎用。

葛根

【性味功能】

味甘、辛,性平,无毒。功能升阳解肌,透疹止泻,除烦止渴。

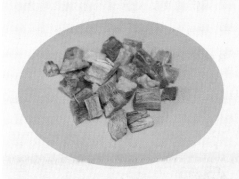

【应　　用】

1.**伤寒初觉头痛,发热,脉洪**。用葛根 120 克,加水 100 毫升,豉汁 200 毫升,同煮成 250 毫升服用。加生姜汁效果更好。

2.**烦躁热渴**。用葛根粉 120 克,拌入泡过粟米一夜的水中,煮熟,加米汤同服。

3.**酒醉不醒**。饮生葛根汁 1000 毫升便可愈。

4.**疖子初起**。用葛蔓烧灰,开水调敷涂疖。

天冬

【性味功能】

味苦,性平,无毒。功能滋阴润燥,清肺降火。

【应　　用】

1.**肺痿咳嗽,吐涎,口燥而不渴**。将生天冬捣汁,加酒、饴糖、紫菀,浓煎后制成丸子。每次服用 1 丸,如杏仁大。一天服 3 次。

2.**肺劳风热**。用天冬(去皮、心)煮食,或晒干为末,加蜜做成丸服下。

3.**风颠发作**(耳如蝉鸣,两胁牵痛)。天冬(去心、皮),晒干,捣为末。每次服用 1 匙,以酒送下。一天服 3 次。宜久服。

【饮食禁忌】

忌食鲤鱼。寒性病证及泄泻患者忌用。

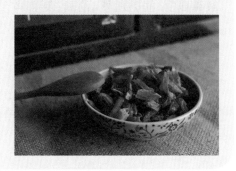

百部

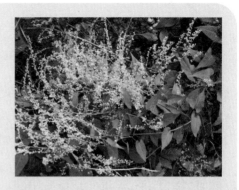

【性味功能】

味甘,性微温,无毒。功能润肺下气止咳,杀虫。

【应　用】

1.咳嗽。用百部根泡酒,每温服200毫升,一天服3次。又方:用百部根捣汁,加蜜等分,以沸汤煎成膏,含片刻后咽下;或配合紫菀、款冬、黄芩、白及等同用。

2.驱虱。百部、秦艽一起研为细末,烧烟熏衣,虱自落。用上两药煮汤洗亦可。

【饮食禁忌】

热嗽、水亏火炎者禁用。

何首乌

【性味功能】

味苦、涩,性微温,无毒。生首乌功能解毒截疟、润肠通便、消痈;制首乌功能补益精血、乌须发、强筋骨、补肝肾。

【应　用】

1.肠风下血。将何首乌60克,研为细末。每次服用6克,饭前服,米汤送下。

2.破伤血出。将何首乌末敷上即止,有特效。

3.疥癣。用何首乌茎、叶煎汤洗浴。

【饮食禁忌】

忌猪、羊肉血,忌萝卜。

萆薢

【性味功能】

味苦,性平,无毒。功能利湿去浊,祛风通痹。

【应　用】

1.腰脚痹软。萆薢9克,杜仲15克,一起捣烂、筛过。每天清晨用温酒冲服1匙。忌食牛肉。

2.小便频数。川萆薢研为细末,加酒、糊做成丸子,如梧子大。每次服用70丸,盐酒送下。

3.头痛发汗。将萆薢、旋覆花、虎骨

(炙酥)等分为末。将发病时,以温酒送服,暖卧汗出即愈。

土茯苓

【性味功能】

味甘、淡,性平,无毒。功能除湿,解毒,通利关节。

【应　　用】

1.梅毒。用土茯苓120克,皂角子7个,煎水代茶饮,可辅助治疗。

2.骨挛痈漏(筋骨疼痛,溃烂成痈,积年累月,终身成为废疾)。用土茯苓30克,有热加黄芩、黄连,气虚加四君子汤,血虚加四物汤,煎水代茶饮。又方:用土茯苓120克,四物汤30克,皂角子7个,川椒49粒,灯心7根,煎水代茶饮。

【饮食禁忌】

肝肾阴虚者慎服。忌犯铁器,服时忌茶。

威灵仙

【性味功能】

味苦,性温,无毒。功能祛风除湿,通络止痛,消痰水,散癖积。

【应　　用】

1.腰脚诸痛。用威灵仙末,每次3克,空腹服,温酒送下。

2.痔疮肿痛。威灵仙90克,水2000毫升煎汤先熏后洗。

3.急性龟头炎、阴囊湿疹。威灵仙60克,浓煎成250毫升,温洗患处,一日2～3次。

【饮食禁忌】

有较强的走散力,气血亏虚者忌用。

茜草

【性味功能】

味苦,性寒,无毒。功能凉血化瘀止血,通经止痛。

【应　　用】

1.吐血。茜草根30克捣成末。每次用6克,水煎服,或用水调末6克服亦可。

2.脱肛。用茜草根、石榴皮各1把,

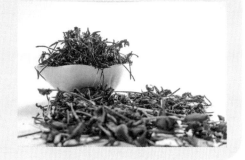

加酒1碗,煎至7成,温服。

【饮食禁忌】

脾胃虚寒及无瘀滞者慎服。

防己

【性味功能】

味辛,性平,无毒。功能利水消肿,祛风止痛。

【饮食禁忌】

本品现代研究认为有肾毒性,使用需谨慎。

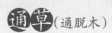

通草(通脱木)

【性味功能】

味甘、淡,性寒,无毒。功能泻肺,利小便,下乳汁。

【应　　用】

1.湿热内蕴,小便短赤或淋沥涩痛。可配木通、滑石等同用。

2.湿温病。可配薏苡仁、豆蔻仁、竹叶等同用。

3.乳汁稀少。可与猪蹄、穿山甲、川芎、甘草等煎汤服。

【食　疗】

通草炖猪脚：通草3克,炙甘草6

克,猪脚2只,香菇5朵,姜3片。将猪脚洗净切块,香菇切半备用。滚水中加入姜片,快速焯烫猪脚后捞起,通草洗净后装入纱布袋中。将以上所有材料及炙甘草一起放入炖锅中,用1500毫升的水,大火滚后,小火熬炖1小时,待猪脚熟透后,调味即可熄火。将通草捞起丢弃,饮汤吃猪脚。用于产妇缺乳。

【饮食禁忌】

孕妇慎用。

钩藤

【性味功能】

味甘,性微寒,无毒。功能清热平肝,息风定惊。

【应　　用】

1.小儿惊热。钩藤30克,硝石15克,甘草(炙)3克,一起研为细末。每次服用1.5克,温水服,一天服3次。

2.斑疹。用钩藤的钩子、紫草茸等分

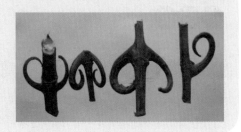

为末。每次服用 1～1.5 克,温酒送下。

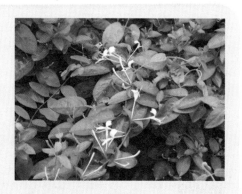

3.面神经麻痹。钩藤 60 克,鲜何首乌藤 120 克。水煎服。

4.高血压,头晕目眩,神经性头痛。钩藤 6～30 克,水煎服。

【饮食禁忌】

入煎剂宜后下。

【性味功能】

味甘,性温,无毒。功能清热解毒,疏风通络。

【应　　用】

1.一切肿毒(不问已溃未溃,或是初起发热)。用忍冬的花及茎叶,取自然汁半碗煎至八成服下。同时用药渣敷患处。

2.热毒血痢。用忍冬藤煎浓服下。

3.中野菌毒。采忍冬藤煎服。

【性味功能】

味甘,性寒。功能清热解毒,凉散风热。

【应　　用】

1.咽喉炎。取金银花 15 克,生甘草 3 克,煎水含漱。

2.感冒发热,头痛咽痛。取金银花 60 克,山楂 20 克,煎水代茶饮。

3.腮腺炎。取金银花、蒲公英各 25 克,甘草 15 克,每日 1 剂,水煎服。

4.预防流脑。取金银花、连翘、大青叶、芦根、甘草各 9 克,水煎服,每日 1 剂,连服 3～5 天。

5.暑热头痛,心烦口渴。取金银花、菊花、山楂各 10 克,蜂蜜 100 克,加清水适量,煎煮 30 分钟,滤出药汁饮服。

【性味功能】

味甘,性寒,无毒。功能利小便,清湿热。

【应　用】

1.小便不利、水肿、淋浊、带下等证。常与茯苓、猪苓、车前子等配伍。

2.泄泻及痰饮所致的眩晕。可与白术配伍。

菖蒲

【性味功能】

味辛,性温,无毒。功能开窍豁痰,理气活血,散风去湿。

【应　用】

1.赤白带下。石菖蒲、补骨脂等分,共炒为末,频服 6 克。或以菖蒲泡酒调服,一天服 1 次。

2.热毒湿疮,症见遍身生疮,痛而不痒,四肢更甚,黏着衣被,不能安睡。将菖蒲晒干,研为末,撒床上,令病人裸卧,遍体着药,再盖衣被,既不黏衣,又可得睡,其疮渐失。

【饮食禁忌】

阴虚阳亢、烦躁汗多、咳嗽、吐血、精滑者慎服。

浮萍

【性味功能】

味辛,性寒,无毒。功能发汗祛风,行水,清热解毒。

【应　用】

1.糖尿病,喝水甚多者。将浮萍捣汁服。

2.风热瘾疹。将浮萍(蒸过后焙干)、牛蒡子(酒煮,晒干,炒后)各 10 克,一起研为细末。每次服用 1～6 克,薄荷汤送下。一天 2 次。

3.汗斑癜风。夏季收取紫背浮萍晒干,每次 120 克煎水洗浴,并以萍直接搽抹。

4.烧烟去蚊。夏季取浮萍阴干烧成灰,可将蚊虫熏去。

石斛

【性味功能】

味甘,性平,无毒。功能补肾壮筋骨,益气除热,强阴益精,补五脏虚。

【食　疗】

1.石斛麦冬茶:石斛、麦冬、谷芽各

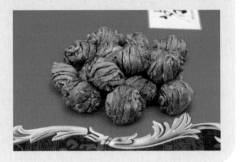

10克。沸水浸泡,代茶饮。本方以石斛、麦冬养阴清热、益胃生津,谷芽消食和中。用于阴虚胃热,呕逆少食,咽干口渴,舌光少苔。

2.石斛蔗浆饮:石斛30克,甘蔗500克。石斛煎水取汁;甘蔗去皮,切碎略捣,绞取汁液。两汁混合,频频饮用。本方以石斛养阴清热、益胃生津,甘蔗清热除烦、生津止渴。用于热伤津液,烦热口渴,舌红少苔。

3.石斛杞菊汤:石斛、枸杞子、女贞子各15克,菊花10克。煎汤饮。

【饮食禁忌】

热病早期阴未伤者,湿温病未化燥者,脾胃虚寒者,均禁服。

【性味功能】

味苦,性温,无毒。功能活血止血,消肿止痛,补骨续折,益肾止泻。

【应　　用】

1.虚火所致牙齿疼痛出血。用骨碎补20克,切细,慢火炒黑,研为粉末,常以擦齿,有口津则吐出、咽下均可。

2.鸡眼。骨碎补研粉,瓶装备用。用时先以热水将鸡眼泡软,削去厚皮(避免伤及真皮),用75%酒精、米醋各半,将药粉调节成糊状,夜间包敷患处,次日早上洗去。连敷三四晚。

【食　　疗】

骨碎补煨猪肾:将骨碎补研为粉末,放入猪肾中煨熟吃下,慢性腹泻即止。

【饮食禁忌】

阴虚内热或无瘀血者慎服。

【性味功能】

味苦,性平,无毒。功能利尿通淋,清热止血。

【应　　用】

1.尿路结石。石韦、滑石等分为粉末,每次取用6克,用水送服。

2.尿路感染。石韦(去毛)、车前子各

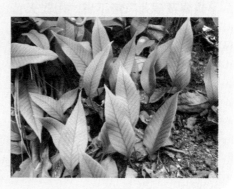

9克,水40毫升,煎出20毫升,饭前服用。

3.肺炎肺热咳嗽。石韦、槟榔等分研为粉末,每次服用6克,姜汤送下。

【食 疗】

1.石韦粉:石韦研为粉末用6克,以茄子枝煎汤送服。治疗尿路结石致尿道出血。

2.石韦水:石韦全草60克,水煎后加冰糖15克,饭前服用。治疗痢疾所致黏液脓血便。

【饮食禁忌】

阴虚及无湿热者忌服。

景天

【性味功能】

味苦,性平,无毒。功能清热解毒,凉血止血,祛风止痒。

【应 用】

1.疮毒及婴儿风疹不出。用景天苗叶15克和盐9克,同研成细末,绞取汁,以热手涂抹。一天2次。

2.油漆过敏所致皮肤瘙痒。揉景天叶50克涂搽。

【饮食禁忌】

脾胃虚寒者忌服。

石胡荽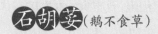(鹅不食草)

【性味功能】

味辛,性寒,无毒。功能通窍散寒,祛风利湿,散瘀消肿,明目退翳。

【应 用】

1.咳痰气喘。用石胡荽捣汁,和酒服。

2.痔疮肿痛。用石胡荽捣烂敷贴。

3.急慢性鼻炎。石胡荽研成细粉,棉花包裹药粉放鼻孔中。深吸气时需防止异物进入鼻孔导致窒息。

【饮食禁忌】

脾胃虚寒者忌服。

地锦(血见愁)

【性味功能】

味辛,性平,无毒。功能清热解毒,散血止血,利尿通淋。

【应 用】

1.痢疾所致黏液脓血便。地锦草洗

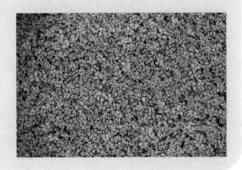

净、晒干,研为粉末,每日以米汤送服3克。

2.外伤出血。 可用地锦草捣烂搽涂。

3.足趾间鸡眼。 先割破,令其出血,然后将地锦草捣烂敷上,甚效。

仙人掌

【**性味功能**】

味苦、涩,性寒,无毒。功能清热解毒,散瘀消肿。

【**应　　用**】

小儿头皮生白屑、头发脱落成秃疮。 将仙人掌微火烧干研为粉末,用油调匀抹患处。

【**食　　疗**】

仙人掌黄精炖肘: 黄精20克,党参15克,红枣10枚,仙人掌100克,猪肘(猪蹄膀)1只,盐10克,味精5克。此方补脾润肺,延年益寿。适用于脾胃虚弱,食欲不振,肺虚咳嗽

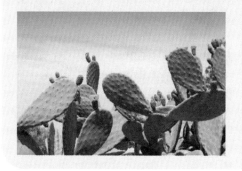

等。

【**注意事项**】

刺内含有毒汁,人体被刺后,易引起皮肤红肿疼痛、瘙痒等过敏症状。

瓦松

【**性味功能**】

味甘、酸,性寒,无毒。功能清热解毒,利尿通淋,活血止血,消肿敛疮。

【**应　　用**】

1.火烫灼伤。 将瓦松、柏叶同捣烂,敷患处。

2.痔疮或恶疮不敛。 将瓦松阴干,研为粉末。先以槐枝、葱白汤洗净患处,然后以药粉末涂搽。

3.白发染乌发。 干瓦松1斤半,生麻油2斤,同煎令其焦,共研为细末。另以生麻油浸泡涂搽,甚妙。

4.唇裂生疮。 瓦松花、生姜加盐少许,捣碎涂搽。

【**食　　疗**】

1.瓦松炖猪肉: 以鲜瓦松炖猪肉可治吐血。

2.瓦松块: 鲜瓦松2斤,洗净、阴干、捣烂,用纱布绞取汁,加砂糖15克,

拌匀,倒入瓷盘内,晒干成块。每次服 1.5～3 克,每日 2 次,温开水送服,可治鼻衄。服时忌辛辣刺激食物和热开水。

3.瓦松炖猪大肠:以鲜瓦松炖猪大肠,喝汤食肉可治痔疮。

4. 瓦松白糖水:鲜瓦松 1 斤,洗净,熬水,加砂糖 15 克,频服可治尿路感染。

【饮食禁忌】

脾胃虚寒者忌用。

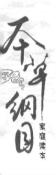

卷柏

【性味功能】

味辛,性平,无毒。功能活血通经,补

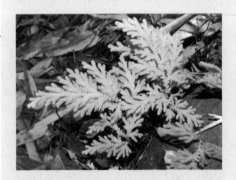

益肾精,烧炭可止血,通小便。

【应　　用】

便血。卷柏、侧柏、棕榈等分,火烧成灰。每次服用 9 克,调酒服下。亦可用饭做丸服。或卷柏与黄芪等分研为细末,每次 6 克与米粥同服。

【注意事项】

孕妇慎用。

马勃

【性味功能】

味辛,性平,无毒。功能清肺止咳,利咽,凉血止血。

【应　　用】

疮疡不敛。疮口以葱盐汤洗净,拭干,以马勃粉末外敷。

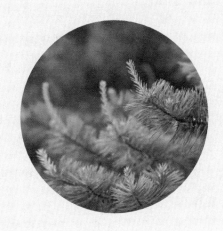

第二章 木部

 柏

【性味功能】

柏子仁味甘,性平,无毒,有养心安神、润肠通便的功用。柏叶味苦,性微温,无毒,有凉血止血、生发乌发、祛风湿、散肿毒的功用。

【应　　用】

柏子仁:

1.**平肝润肾,壮肾延年**。将柏子仁晒干,去壳,研末。每次服6克,温酒送下,一天服3次。

2.**老人便秘**。柏子仁、松子仁、大麻仁,相同分量一同研末,加蜜做成丸子,如梧子大。每次服20～30丸,饭前服,一天服2次。

柏叶:

1.**头发不生**。将侧柏叶阴干研末,和麻油涂搽。或将鲜侧柏叶浸泡于70％的酒精中,用药液涂擦毛发脱落处。

2.**鼻血不止**。将柏叶、石榴花一起研为末,吹入鼻中。

3.**烧烫伤**。柏叶生捣后涂搽,二三日后,止痛消瘢。

【饮食禁忌】

便溏及痰多者忌服柏子仁。

 松

【性味功能】

味苦,性温,无毒。有安中保气、清血

养颜、祛风除湿、活络止痛、活血化瘀、祛旧生新的作用。

【应　用】

松节、松香：

1. **牙痛。** 取油松节如枣大一块，切碎，加胡椒 7 粒，浸于热酒中，趁热再加微火烘干的白矾少许，用以漱口，数次后即能见效。又有用松节 100 克，槐白皮、地骨皮各 50 克，煎汤漱口，热漱冷吐。

2. **蛀牙。** 将松脂放在滚水中泡化，以此汤漱口。或在口中嚼食松针数枚，疼痛会得到很快缓解。牙痛时可在蛀牙的牙缝中塞少量松脂。

3. **跌打伤损。** 用松节煎酒服。

松针：

1. **高血压。** 将 50 支松针洗干净，切成长度 1 厘米左右，装入罐中加水煎煮，代茶饮用，每日 3～4 次。或用 50 支松针于研钵中，加水 2 小杯，研磨成汁液，分 3 份，早、中、晚空腹

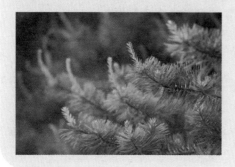

饮。

2. **冠心病。** 取嫩松针 50 支置于研钵中，加水磨成泥，再以纱布过滤出松汁分 3 份，早、中、晚分别空腹饮用。

3. **动脉硬化。** 每天取 50 支松针，以水洗净，放入口中咀嚼或取松针煎煮浓汤喝。每餐前后可喝 1～2 小杯松针酒。

4. **哮喘。** 将松针的新芽烤焙后碾末，涂在口腔咽喉部。支气管哮喘者，可煎煮鲜、干松针当茶饮用。

5. **牙龈肿痛。** 用松针 50 克，精盐 5 克，酒 100 毫升，水 500 毫升，共煎，含漱。

6. **牙周病。** 在 500 毫升水中加入松针 30 克，煎煮剩一半，待其温，以消毒脱脂棉蘸取汁液擦洗患部。

7. **口腔溃疡。** 以脱脂棉蘸松针汁压于患部。

8. **口臭。** 常以数枚松针置于口中咀嚼，可使口气清新。

9. **晕车晕船。** 坐车船时，在口中咀嚼松针可预防晕车晕船的发生。

10. **阴囊湿痒。** 以松针煎水洗患处。

11. **关节酸痛。** 将松针汁温热，热敷患处。

【食　疗】

1.松针茶：日常多吃松子,或饮松针茶,可治疗失眠。

2.黑芝麻豆炒粉：取等量黑芝麻、黑豆炒后磨成粉末,然后将二分之一黑豆量的干松针也磨成粉,混和,每天服用一汤匙。

【饮食禁忌】

阴虚血燥者慎服。

辛 夷

【性味功能】

味辛,性温。有发散风寒,宣通鼻窍的作用。

【应　用】

1.鼻窦炎、鼻塞。辛夷研末,加麝香少许,以葱白蘸辛夷末入鼻中,几次即见效。

2.风寒头痛。可配伍川芎、防风、白芷同用煎煮,内服。

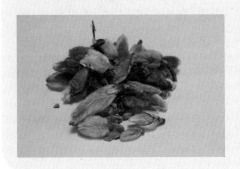

3.鼻窦炎引起的头痛。偏于风寒者常与白芷、细辛、苍耳子等同煎煮,内服;偏风热者与菊花、连翘、黄芩、薄荷、苍耳子同煎煮,内服。

【饮食禁忌】

本品有毛,内服宜用纱布包煎,外用适量,阴虚火旺者忌服。

沉 香

【性味功能】

味辛,性温,无毒。有行气止痛、温中止呕、纳气平喘的作用。

【应　用】

1.胸腹胀痛。寒凝气滞者用沉香3克,乌药6克,木香6克,槟榔10克,延胡索12克,水煎服。或研为细末,每服3~5克,生姜红糖水冲服。

2.胃寒呕吐。与陈皮,胡椒等分为丸,如《圣济总录》沉香丸。

丁 香

【性味功能】

味辛,性温,无毒。有温中降逆、散寒止痛、温肾助阳的作用。

【应　用】

1.心绞痛。用丁香末3克,以酒送服。

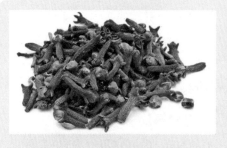

2.**婴儿吐乳,大便呈青色。**用乳汁1碗,放入丁香10枚,陈皮(去白)3克,煎开多次后,慢慢送服。

3.**胃冷呕逆。**丁香3个,陈橘皮1块(去白,焙干),水煎,趁热服。

4.**反胃。**丁香、木香各30克,每次取12克,水煎服。

5.**唇舌生疮。**丁香研末,用棉裹含口中。

6.**鼻息肉。**可用棉裹丁香塞鼻内。

【饮食禁忌】

畏郁金,不可与郁金同服。

【性味功能】

白檀味辛,性温,无毒;紫檀咸,微

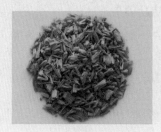

寒,无毒。均有行气止痛、散寒调中的作用。

【应　　用】

1.**胃脘寒痛。**将本品1~3克研末,干姜汤泡服,或配合沉香3克,砂仁6克,白豆蔻6克,水煎服。

2.**寒凝气滞胸痛。**可与延胡索12克,细辛3克,荜茇3克共研细末,每日白开水送服2克。

乌药

【性味功能】

味辛,性温,无毒。有行气止痛、温肾散寒的作用。

【应　　用】

1.**风湿麻痹。**用乌药3000克,沉香1500克,人参90克,甘草120克,共研为末。每次服1.5克,空腹服,姜盐汤送下。此方名"乌沉汤"。

2.**疟疾、蛔虫病。**用香附、乌药等分为末,每次服3~6克,患疟疾者,用干姜白盐汤送下;蛔虫病者,用槟榔汤送下。

3.**咽喉痛。**用生乌药加酸醋2碗,煎成1碗,先嚼后咽,吐出痰涎则愈。

【饮食禁忌】

气虚及内热证患者禁服，孕妇及体虚者慎服。

【性味功能】

性微温，无毒。功能调气，活血，止痛。

【应　　用】

1.口眼㖞斜。用乳香烧烟熏病处，以顺其血脉。

2.急慢惊风。用乳香15克，甘遂15克，一起研为末。每次服1.5克，乳香汤送下。

3.呃逆不止。用乳香和硫黄同烧成烟，常闻，孕妇忌用。

4.龋齿牙痛。细嚼乳香咽汁。

【饮食禁忌】

孕妇忌服。胃弱者勿用。

【性味功能】

味苦，性平，无毒。有活血止痛、消肿生肌的作用。

【应　　用】

1.关节疼痛。没药末15克，虎骨(酥

炙，研末)90克，和匀，每次服6克，以温酒调下。

2.筋骨损伤。米粉120克，炒黄，加入没药、乳香末各15克，用酒调成膏，摊贴在痛处。

【饮食禁忌】

孕妇忌服。

【性味功能】

又名龙脑香，味辛、苦，性微寒，无毒。内服有开窍醒神之效，外用有清热止痛、防腐止痒之功。

【应　　用】

1.目翳，视物不清。将极干净冰片末30克，磨细，每天点眼3～5次。

2.风热头痛。冰片末15克，硼砂30克，频繁吸入两鼻孔中。

3.头痛。用龙脑香3克，卷纸中做成捻子，烧烟熏鼻，吐出痰涎可愈。

4.牙齿疼痛。用龙脑香、朱砂各少许擦牙，痛即止。

5. 内外痔疮。用龙脑香0.3～0.6克，加葱汁化匀涂搽患处。

【饮食禁忌】

孕妇慎服。

樟脑

【性味功能】

味辛,性热,无毒。有通窍辟秽、温中止痛、利湿杀虫的作用。

【应　用】

小儿白癣。将樟脑3克,花椒6克,芝麻60克,共研为末,涂搽患处。

芦荟

【性味功能】

味苦,性寒,无毒。有清热除烦、明目镇心、杀虫疗疳、解巴豆毒的作用。

【应　用】

1. 湿癣。用芦荟30克,炙甘草15克,一同研为末,先以温浆水洗癣,擦干后敷上药末,有奇效。

2.小儿食积、营养不良。用芦荟、使君子等分为末,每次服3～6克,米汤送下。

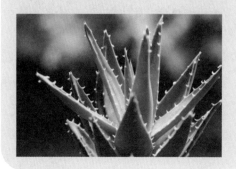

3.虫牙。将芦荟研末敷上可清热止痛。

【饮食禁忌】

孕妇忌服。

厚朴

【性味功能】

味苦、辛,性温。功能燥湿消痰,下气除满。

【应　用】

1.咳痰呕逆。厚朴3克,用姜汁炙黄,研为细末,每次服用2匙,米汤调下。

2.腹胀胸闷,饮食不下,或腹泻伴呕吐。将厚朴丝用生姜汁拌匀,待吸尽,再用文火炒干入药,研为细末。每次服用2匙,米汤调下,一天服3次。

3.慢性腹泻。用厚朴12克,黄连12克,水煎服,空腹慢慢服下。

4.便秘。将厚朴(生、研末)、猪大肠(煮熟捣烂)调和成梧子大的丸剂,每次用姜水送服30丸。

5.尿浑浊。厚朴(姜汁炙)3克,白茯苓15克,加水、酒各1碗,煎成1碗,趁温服。

6.虫积。厚朴、槟榔各6克,乌梅2个,水煎服。

【饮食禁忌】

孕妇忌服,厚朴不与豆类同服,容易

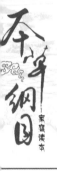

产气。

杜仲

【性味功能】

味辛,性平,无毒。功能补肝肾,强筋骨,安胎。

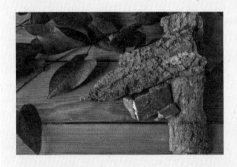

【应　　用】

1.肾虚腰痛。杜仲 15 克,在 300 毫升水中浸泡 1 小时,煎成 100 毫升,去渣留汁,放入羊肾三四片,煮开几次,加上椒盐作羹,空腹一次服下,连服 10 日。

2.风冷伤肾,腰背痛。杜仲 100 克,切细,炒过,放在 500 毫升酒中浸 10 日,每日服 30 毫升。又方:用杜仲研为细末,每日清晨以温酒送服 6 克。

3.病后体虚汗出及自汗。将杜仲、牡蛎等分研为细末,睡前以水送服 5 小匙。如果汗出症状仍不停止,继续服用。

4.高血压。杜仲、黄芩、夏枯草各 15 克,水煎服。

【食　　疗】

杜仲猪脚汤:用杜仲 10 克,猪脚 1 只,加水适量,文火炖 4 小时,取药汁每日 2 次分服;次日将药渣另加猪脚 1 只再行煎服,隔日 1 剂,连服 10 剂。可用于治疗小儿麻痹后遗症。

槐

【性味功能】

味苦,性平,无毒。功能凉血止血,清肝火。

【应　　用】

木皮、根白皮:

1.中风身体发直,不能转动。将槐皮(黄白者)切细,加酒或水 600 毫升,煮成 200 毫升,分次服。

2.牙痛。槐树白皮 1 把,切细,加酒 500 毫升煮过,去渣,放一点盐,含漱。

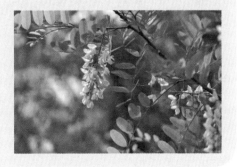

3.恶疮。将槐白皮浸醋中半日后洗患处。

槐叶：

痔疮。用槐叶 1 斤,蒸熟晒干,研为细末,煎饮代茶。久服能明目。

槐枝：

阴疮湿痒。用槐枝煎水热洗。

槐花：

1.流鼻血不止。槐花、乌贼骨等分,半生半炒,研为细末,吹入鼻内。

2.尿血。槐花(炒)、郁金(煨)各 30克,一起研为细末。每次服用 6 克,淡豆豉汤送下,立效。

3.便血。槐花、荆芥穗等分为末,酒送服 1 匙。又方:用柏叶 9 克,槐花 18 克,每日煎汤服。又方:用槐花、枳壳等分,炒后,研为细末,水送服 6克。

4.妇女崩漏。槐花烧成灰后,研为细末。每次服用 6～9 克,饭前以温酒送下。

5.白带不止。将槐花(炒)、牡蛎(煅)等分研为细末。每次服用 9 克,以酒送下。

6.高血压。单用煎汤代茶饮,或者配合夏枯草、菊花同用。

槐实：

1.肠风便血。用槐角(去梗,炒)30克,地榆、当归(酒焙)、防风、黄芩、枳壳(麸炒)各 15 克,一起研为细末,加酒、糊做成丸子,如梧子大。每次服用 50 丸,米汤送下。此方名"槐角丸"。

2.大热胸闷。槐角烧为细末,每次酒送服一匙。

【性味功能】

味甘,性平,无毒。功能解郁安神,活血消肿。

【应　　用】

1.忧郁、烦躁不眠。可单用合欢皮 20克以水煎服,或配合柏子仁、夜交藤、郁金等药应用。单用合欢花 10克水煎服也可。

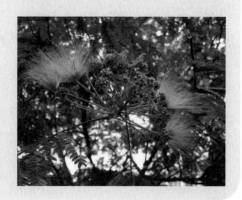

2.跌打损伤。把合欢皮(粗皮去掉)炒成黑色,取 200 克,与芥菜子(炒)50 克,一起研为细末,以药末敷伤处,能助接骨。

3.小儿脐风。初生 7 天内的婴儿症见口嗫唇紧、舌体强硬、吞咽障碍、口眼额面牵引呈苦笑状。用合欢花枝煮成浓汁,揩洗口腔。

4.肺痈。取合欢皮一掌大,加水 600 毫升,煮成 300 毫升,分 2 次服用。

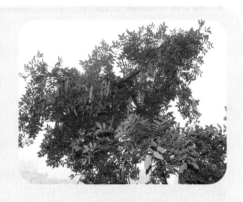

处。

3.局部肿痛。皂荚用酒浸泡,取浸液煎成膏状,涂于布上,外敷。

皂角子(种子):

1.痢疾。皂角子焙干研为细末,加米糊调成梧子大的丸子,每次用陈茶送服 40～50 丸。

2. **大便不爽,里急后重。**用皂角子(米糠炒)、枳壳(炒)等分为末,以米饭和成丸子,如梧子大,每次用热汤送服 30 丸。

3.疔疮肿疖。将皂角子研成细末,外敷创面,5 天即可痊愈。

4.牙痛。将皂角子研为细末,用棉花包裹皂角末,取约弹子大小的 2 颗,棉花用醋煮热,交替熨患处。每个可熨三五次。或将皂荚研为细末涂在牙齿上,有涎液就吐去。还可用皂荚、食盐等分为末,每日擦牙。

5.脚气肿痛。将皂角、赤小豆一起研

【性味功能】

皂荚味辛、咸,性温,有小毒;皂角子味辛,性温,无毒;皂角刺味辛,性温,无毒。功能祛痰止咳,开窍通闭,杀虫散结。

【应　　用】

皂荚(干燥果实):

1.二便不通。将皂荚烧过,研为细末,每次和稀饭一起送服 9 克,立通。又方:将皂荚(炙)去掉皮和子,研为细末,加酒、面糊成梧子大的丸子,每次用酒送服 50 丸。

2.痢疾日久,脱肛。可将皂荚烧出烟放在桶内,人坐桶上,使烟熏烤患为细末,用酒醋调匀贴在患处。

皂角刺(棘刺):

1.便血。皂角刺灰 30 克,胡桃仁、补骨脂(炒)、槐花(炒)各 15 克,一起研为细末。每次用米汤送服 3 克。

2.伤风后痢疾。症见伤风日久不痊愈,下痢脓血一天数十次。用皂角刺、枳实(麸炒)、槐花(生用)各 15克,一起研为细末,加炼蜜做丸子,如梧子大。每次米汤送服 30 丸,每天 2 次。

【饮食禁忌】

不宜与人参、苦参等药物同用。

棕榈

【性味功能】

味苦、涩,性平。功能收涩止血。

【应　　用】

1.鼻血不止。用棕榈烧灰,吹入流血的鼻孔内。

2.血崩不止。将棕榈皮烧灰存性,空腹淡酒送服 9 克。

3.久泻久痢。将棕榈皮烧存性,研为细末,每日水送服 6 克。

【饮食禁忌】

瘀滞出血者忌用。

桑

桑白皮:

【性味功能】

味甘,性寒,无毒。有补虚益气的作用。

【应　　用】

1.咳嗽咯血。取桑白皮 500 克,在淘米水中浸泡 3 天,刮掉黄皮切细,加糯米 40 克,用微火烘干研末,每次用米汤送服 3 克。

2.脱发。桑白皮研末,在水中浸泡,煮沸后滤去渣,取汁洗发。

3.头发枯槁。桑白皮、侧柏叶各 500克煎汁洗发。

4.小儿流涎。将鲜桑白皮捣汁外涂腮腺周围。

5.跌伤。将桑白皮研为末,取 200 克,煎成膏,敷伤处,痛即止。

6.小儿鹅口疮。桑白皮捣烂取汁外擦。

桑叶:

【性味功能】

味苦、甘,性寒,有小毒。有疏散风热、明目生发的作用。

【应　　用】

1.眼睛视物不清。取青桑叶用微火

烘干研细，煎汁趁热洗目，坚持必效。

2.眼睛红肿。取冬季不落的桑叶，每日煎汤温洗，或加芒硝亦可。

3.头发不长。用桑叶、罗布麻叶煮淘米水洗头，7次可见效。

4.火烫伤。把经霜桑叶烧至外部焦黑，里面焦黄，使药物表面部分炭化，里层部分还能尝出原有的气味，研末，以油调敷涂。数日可愈。

5.手足麻木，不知痛痒。用经霜桑叶煎汤频洗。

桑椹：

【性味功能】

味酸、甘，性寒。有补五脏、通血气、安神定志、明目乌发的作用。

【应　　用】

1.水肿胀满。将桑白皮切细，加水4000毫升，放入桑椹后再煮，滤汁2000毫升，以汁煮糯米饭，酿酒饮用。此方名"桑椹酒"。

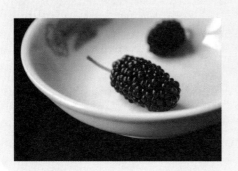

2.淋巴结肿大。桑椹（黑熟者）30斤，用布包捣取汁液，熬成膏。每次用白开水冲服1匙。一日服3次，此方名"文武膏"。

3.脱发、白发。用黑熟桑椹浸泡在水中，放在阳光下暴晒后，涂擦患处，有生发黑发作用。

 枳实

【性味功能】

味苦，性寒，无毒。有化痰散痞、破气消积的作用。

【应　　用】

1.大便不通。枳实、皂荚等量研细末，与米饭共同捣为丸，用米汤吞服。

2.便血。枳实（麸炒）、地榆炭、黄芪各250克，研细末，用米汤随时服2药匙。

【饮食禁忌】

脾胃虚弱及孕妇慎用

 枳壳

【性味功能】

味酸，性微寒。有化痰散痞、破气消积的作用。

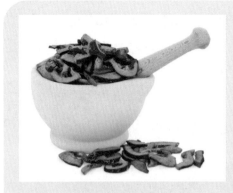

【应　用】

1.小儿大便秘结。枳壳（煨后去瓤）、甘草各 3 克，水煎服。

2.风疹。枳壳 150 克，麸炒微黄，去瓤，捣为末。每次服用 6 克，加水煎服，去渣滓后服用。

3.牙齿疼痛。用枳壳泡酒后，以酒含漱。

【饮食禁忌】

脾胃虚弱及孕妇慎用。

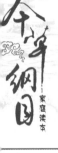

【性味功能】

味酸、涩，性微温。有补益肝肾、涩精固脱的作用。

【应　用】

1.头晕目眩，耳鸣，腰酸。山茱萸、熟地、枸杞子、菟丝子、杜仲等分泡酒，2 天后，每天服 50 毫升。

2.自汗、盗汗。山茱萸、防风、黄芪各 9 克，水煎服，每日 2 次。

3.汗出不止。山茱萸、白术各 15 克，龙骨、牡蛎各 30 克，水煎服，每日 2 次。

4.遗尿。山茱萸、覆盆子、茯苓各 9 克，附子 3 克，熟地 12 克，水煎服，每日 2 次。

5.老人尿频、尿失禁。山茱萸 9 克，五味子 6 克，益智仁 6 克，水煎服，每日 2 次。

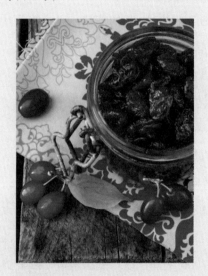

【饮食禁忌】

体有湿热，小便淋沥涩痛的人不宜用。

【性味功能】

味酸、涩，性平，无毒。有涩肠、固精、

止泄痢、缩小便的作用。

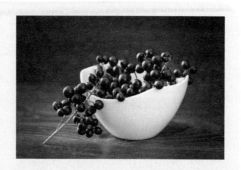

【应　　用】

1.活血强身。霜后摘取金樱子果实，拔去刺，劈去核，以水淘洗后捣烂，放入大锅水中熬煎。煎至水减半时，过滤，继续熬煎成膏。每次用暖酒1碗调服1匙。

2.刀伤出血。夏季采金樱子叶，与桑叶等分，阴干，研为末，外敷伤处，可使血止口合。

【食　　疗】

金樱子粥：金樱子30克放入砂锅内，倒入200毫升水，置文火上煮至100毫升，去渣取汁，放入粳米100克，再添水600毫升煮粥。

【饮食禁忌】

有实火、邪热者忌食。

【性味功能】

味苦，性平，无毒。有补肝肾阴、乌须明目的作用。

【应　　用】

1.目暗不明。女贞子、熟地、菟丝子、枸杞、白菊花、谷精草等分，水煎服。

2.口舌生疮，舌肿胀。取女贞叶捣

汁，含漱吐涎则愈。

【食　　疗】

1.桑椹二至膏：桑椹、女贞子、旱莲草各等分。加水煎取浓汁，加入约等量的炼蜜，煮沸收膏。每次食1～2匙。本方以女贞子、桑椹补肝肾、滋阴血，以旱莲草增强其功能。用于肝肾不足，腰膝酸软，须发早白。

2.二子菊花饮：女贞子、枸杞子各15克，菊花10克。煎水饮。本方以女贞子、枸杞子补肝肾、明目，以菊花养肝明目。用于肝肾阴虚，眼目干涩，视物昏花，或视力减退。

【性味功能】

味辛，性温，无毒。有祛风湿、强筋骨、利尿的作用。

【食　　疗】

1.凉拌五加叶：嫩五加叶250克，配

以精盐、味精、蒜、麻油等制成。五加叶含有丰富的胡萝卜素、维生素C，有增强身体防病能力的作用。

2.五加叶鸡蛋汤：嫩五加叶150克，鸡蛋2只。配以精盐、味精、葱、素油制成。适用于体虚、肿痛、咽痛、目赤，风疹等病症。

枸杞

【性味功能】

味甘，性寒，无毒。有补肝肾、明目的作用。

【应　　用】

1.肝肾阴虚，视力模糊。配菊花、地黄应用，如杞菊地黄丸。

2.肾虚遗精。枸杞、熟地、沙苑子、菟丝子、芡实等分，加莲须水煎服。

【食　　疗】

1.枸杞粳米粥：用枸杞叶半斤，切细，加粳米200克，淡豆豉汁适量，一起

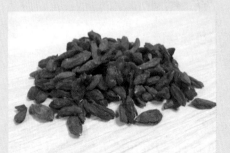

煮成粥。每日食用，用于治疗五劳七伤、房事衰弱。

2.杞味茶：枸杞子、五味子各等分。研为粗末。每次9～15克，沸水浸泡，代茶饮。用于气阴不足的人，不能适应夏季的炎热气候，常于夏季发病，眩晕体倦，两脚酸软，心烦自汗，饮食减少，脉浮乏力。

3.杞圆膏：枸杞子、龙眼肉各等分。加水，用小火多次煎熬至枸杞子、龙眼肉无味，去渣继续煎熬成膏。每次1～2匙，沸水冲服。用于肝肾不足，血不养心，腰膝酸软，头昏耳鸣，心悸健忘等症。

【饮食禁忌】

由于枸杞温热身体效果明显，所以正在患感冒发烧、炎症、腹泻的人最好别吃；同时，枸杞还有兴奋性神经的作用，性欲亢进者不宜服用；另外，枸杞子含糖量较高，糖尿病者要慎用，不宜过量。

地骨皮

【性味功能】

味甘，性寒。有凉血除蒸、清肺降火的作用。

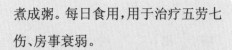

【应　用】

1.足趾鸡眼,作痛作疮。用地骨皮同红花研细敷涂,可祛疮减痛。

2.牙痛。用地骨皮煎醋含漱可止痛。

3.口舌糜烂。用柴胡、地骨皮各9克,口含漱口。

【饮食禁忌】

外感风寒发热及脾虚便溏者不宜用。

蔓荆

【性味功能】

味辛、苦,性微寒。有疏散风热、清利头目的作用。

【应　用】

1.头痛。临床常与防风、菊花、石膏等配伍应用;对于头风头痛病证,可与藁本、川芎等配伍应用。

2.目赤肿痛、头目昏暗。常与菊花、川芎、决明子等配伍应用。

茯苓

【性味功能】

味甘,性平,无毒。功能利水渗湿,健脾化痰,宁心安神。

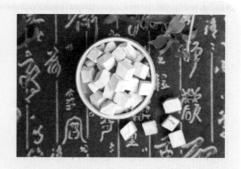

【食　疗】

1.茯苓饼:茯苓200克,人参10克,面粉800克。二药分别研为细末,加食盐少许,同面粉加水揉成面团,做成约重100克的饼子若干,烙熟。每次食1个。本方用茯苓、人参补气益脾,以人参延缓衰老。用于补虚,抗衰延年。

2.茯苓栗子粥:茯苓15克,栗子25克,大枣10个,粳米100克。加水先煮栗子、大枣、粳米;茯苓研为细末,待米半熟时徐徐加入,搅匀,煮至栗子熟透,可加糖调味食。本方用茯苓补脾利湿,栗子补脾止泻,大枣益脾胃。用于脾胃虚弱、饮食减少、便溏腹泻。

3.茯苓鸡肉馄饨:茯苓50克,鸡肉适量,面粉200克。茯苓研为细末,与面粉加水揉成面团,鸡肉剁细,加生姜、胡椒、盐做馅,包成馄饨,煮食。本方以茯苓补脾利湿,鸡肉补脾益气,姜、椒开胃下气。用于治疗脾胃虚弱,呕逆少食,消化不良。

4.茯苓麦冬粥: 茯苓、麦冬各 15 克,粟米 100 克。粟米加水煮粥;二药水煎取浓汁,待米半熟时加入,一同煮熟食。本方以茯苓宁心安神,麦冬养阴清心,粟米除烦热。用于治疗心阴不足,心胸烦热,惊悸失眠,口干舌燥。

琥珀

【性味功能】

味甘,性平,无毒。功能镇惊安神,散瘀止血,利水通淋,去翳明目。

【饮食禁忌】

多研为细末冲服,不入煎剂。

猪苓

【性味功能】

味甘,性平,无毒。功能利水渗湿。

【应　　用】

1.脾虚小便不利。 多与茯苓、泽泻、白术同用。

2.水湿泄泻。 常与苍术、厚朴、茯苓同用。

【饮食禁忌】

无水湿者忌用。

桑寄生

【性味功能】

味苦,性平,无毒。功能补肝肾,强筋骨,祛风湿,安胎元。

【应　　用】

肾虚、腰膝无力。 桑寄生研为细末。每日 3 克,开水冲下。

【食　　疗】

1.寄生五加酒: 桑寄生、五加皮、杜仲、怀牛膝、川断各等分。用约 10 倍的白酒浸泡。每次饮 1～2 小杯。本方以桑寄生、五加皮补肝肾、强筋骨、祛风湿,以杜仲补肝肾、强筋骨而止腰痛。用于久患风湿,肝肾虚损,腰膝酸软、疼痛者。

2.寄生杜仲蛋: 桑寄生、杜仲各 10 克,阿胶 5 克,鸡蛋 2 个。桑寄生、杜仲加水煎取浓汁,阿胶熔化;鸡蛋敲破,倾入碗中,加入前药,搅匀,蒸熟食。本方以桑寄生、杜仲补肝肾、安胎,阿胶养血止血。用于妊娠下血,胎动不安,或习惯性流产。

竹黄

【性味功能】

味甘,性寒,无毒。功能镇咳化痰,理气止痛,镇惊。

【饮食禁忌】

灰指甲、鹅掌风等皮肤病患者忌服。

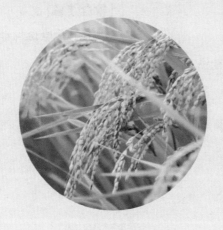

第三章
谷部

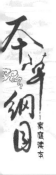

 黑芝麻

【性味功能】

味甘,性平,无毒。功能补肝肾,强筋骨,益精血,润肠燥。外用可收湿敛疮。

【应　　用】

1.风寒感冒。将黑芝麻炒焦,趁热捣烂泡酒饮用。饮后暖卧,以微微出汗为好。

2.小儿消化不良,大便酸臭。黑芝麻常嚼服。

3.妇女乳少。黑芝麻炒过,研细,加盐少许服下。

4.火烫灼伤。黑芝麻(生)研成泥,涂搽伤处。

5.蜘蛛咬疮。将芝麻研烂,外敷。

6.眉毛不长。将芝麻花阴干,研为粉末,泡麻油中,每日取擦眉部。

【食　　疗】

1.芝麻粳米粥:黑芝麻 30 克,粳米 60 克。加水煮成稀粥食。亦可加糖调味服用。本方有补肝肾、健筋骨的作用。可用于肝肾亏虚所致筋骨不健、四肢酸软等。

2.炒芝麻:芝麻 15～30 克,炒香,加盐少许嚼食。本方有益血增乳的作用。用于产后血虚,乳汁不足。若配合猪蹄汤服用效果更好。

3.芝麻粥:芝麻 10 克,大米 100 克,白糖适量。将芝麻择净,炒香备用。先将大米淘净后,放入锅中,加清水

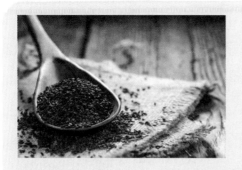

适量煮粥，待熟时调入芝麻、白糖等，再煮一二沸即成，每日1剂，连续3～5天。功能润肠通便。适用于老年性便秘、病后体虚便秘及女子产后便秘。

【饮食禁忌】

大便溏泻不宜服用。

麻子仁

【性味功能】

味甘，性平，无毒，功能润肠通便。

【应　用】

1.产后便秘或老人虚秘。大麻子仁、紫苏子各30克，洗净研细末，再以水研，滤取汁20毫升，分2次煮粥食用。

2.糖尿病。麻子仁200毫升，加水600毫升，煮开三四次，饮汁。

3.小儿头上生疮。麻子仁100克研为细末，用水绞汁，与蜂蜜调和，外

敷。

4.秃顶。麻子仁炒焦研末，与猪油调和，涂头顶，直到长出头发。

5.脱发。用麻仁汁煮粥常吃可以治疗脱发，或将大麻油熬黑敷头上，亦可治脱发。

【食　疗】

1.麻子仁膏：麻子仁50克，白羊脂21克，蜜蜡12克，白蜜20毫升，共同杵烂蒸食。可延缓衰老。

2.麻子仁粥：麻子仁半斤研碎，水滤取汁，加粳米30克，煮稀粥，下葱、椒、盐豉。空服食用，可治便秘。

【饮食禁忌】

大便溏泻者不宜服用麻子仁。

小麦

【性味功能】

味甘，性微寒，无毒。功能除烦止渴，养心安神，通利小便。

【应　用】

1.老人小便不利、身热、腹胀。小麦60克，通草6克，加水600毫升煮成200毫升饮服。

2.甲状腺肿大。小麦60克，在醋200毫升中泡过，晒干为粉末，加海藻（洗

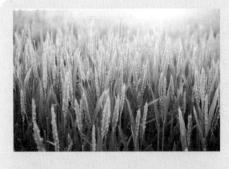

净,研为粉末)9克,调和均匀,每次服用1匙,以酒送下。一天服3次。

3.头疮。小麦烧灰存性,研为细末。用油调和,外敷。

【食　疗】

1.甘麦大枣汤:甘草10克,大麦10克,大枣30克。加水煎汤服。用于精神病、更年期综合征或神经衰弱等。

2.小麦粥:小麦30～60克,加水煮成稀粥,分2～3次食。用于烦热消渴、口干。

【饮食禁忌】

小麦畏汉椒、萝卜。

【性味功能】

味咸,性温,微寒,无毒。功能消渴除热,益气和中,回乳。

【应　用】

1.消化不良,腹胀。将大麦面炒香,

每次服用1匙,开水送下。

2.麦粒肿。大麦煮汁常洗患眼。

3.火烫灼伤。大麦炒黑,研为粉末,搽伤处。

4.小便淋沥涩痛。大麦60克煎汤,加入姜汁、蜂蜜,代茶饮。

【食　疗】

1.大麦散:大麦30克,微炒研末。每次6克,温开水送下。本品有消食下气的作用。用于饮食过度,烦闷胀满,但欲卧者。

2.大麦姜汁汤:大麦100克,煎汤取汁,加入生姜汁、蜂蜜各1匙,搅匀。饭前分3次服。本方以大麦利小便;生姜汁、蜂蜜有解毒之意。用于小便色黄,淋沥涩痛。

3.大麦粥:大麦30～60克,加水煮成稀粥,分2～3次食。用于消化不良,腹泻等脾胃虚损性疾病。

【饮食禁忌】

因大麦芽可回乳或减少乳汁分泌,故妇女在怀孕期间和哺乳期内忌食。用大麦芽回乳,必须注意,用量过小或萌芽过短者,均可影响疗效。未长出芽之大麦,服后不但无回乳的功效,反而可增加乳汁。

荞麦

【性味功能】

味甘,性平、寒,无毒。功能健脾化湿,消食化积。

【应　用】

1.咳嗽上气。用荞麦粉 60 克,茶粉末 6 克,生蜜 30 克,加水 1 碗,搅极匀,服下。即可引气下降,咳嗽即愈。

2.痢疾食不下或食入即吐。每次服用荞麦面 10 克,砂糖水调服。

3.青春痘。可用荞麦粉外敷,一日 3 次。

4.火烫灼伤。将荞麦面炒黄,研粉末,水调敷伤处,有特效。

5.腹痛微泻。用荞麦作饭,连食三四次,即愈。

【食　疗】

荞麦糊:荞麦研细末(荞麦面)10 克,炒香,加水煮成稀糊服食。用于夏季

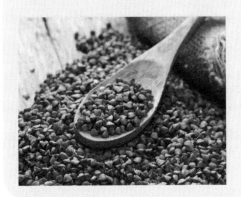

肠胃不和所致腹痛腹泻。

【注意事项】

少数人有时可引起皮肤瘙痒、头晕等过敏反应。

【性味功能】

味苦,性温,无毒。功能补中益气、止汗、止带、止血、缩小便。

【应　用】

1.吐泻烦渴。用糯米 100 克,水 1000 毫升,蜜 20 毫升,研汁分次服用。或煮汁服。

2.糖尿病。将糯谷(炒出白花)、桑白皮等分,每次用 30 克,水 2 碗,煎汁饮用。

3.痢疾食不下或食入即吐。将糯谷 100 克,炒出白花,去壳,以姜汁拌湿,再炒后捣粉末。每次服用 1 匙,开水送下。三服即可止痢。

4.带状疱疹。糯米粉和盐,嚼碎涂搽。

【食　疗】

1.**糯米山药散**:糯米 500 克,水浸一宿,沥干,以小火慢慢炒熟;山药 50 克,共研细末。每日早晨取 15～30 克,加红糖(或白糖)适量,胡椒少

许,以沸水调食。糯米、山药与糖均可补益脾胃,胡椒温中健胃。用于脾胃虚弱、久泻、便溏少食者。

2.糯米麦麸散:糯米150克,小麦麸100克,同炒,共研细末,每次10克,米汤送服,或煮猪肉蘸食。本方有益气敛汗的作用;小麦麸亦为敛汗之品。用于气虚不固,自汗不止。

3.糯米蜂蜜糊:糯米30克,研为细末,或磨成浆,加蜂蜜30克。以水适量,煮成稀糊食。本方能滋养脾胃。用于脾(胃)阴不足,口渴饮水或少食欲呕。

【饮食禁忌】

素有痰热或消化功能不良者不宜作饭食。

粳米

【性味功能】

味甘、苦,性平,无毒。功能补中益气,止烦止渴止泄。

【应　　用】

1.吐泻烦渴欲绝。将粳米100克研成粉末,加水2碗,再研成汁,和淡竹沥2匙,一次服下。

2.自汗不止。把粳米粉用薄布袋包

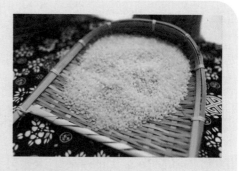

好,经常扑打在身上,有效。

3.小儿面耳生疮。让母亲多次嚼碎白米饭,卧时涂搽患处。不超过三五次,疮疡即愈合。

【食　　疗】

1.粳米粥:粳米30~60克。加水适量,煮成稀粥,早晨食用。消化功能弱者最相宜。

2.生姜苏叶粥:苏叶10克,生姜3片,将白粥熬好后放入,再开锅就可食用了。具有祛风散寒、止咳平喘的作用。用于风寒感冒,出现发烧、恶寒、打喷嚏、咳嗽咳痰等症状。

3.生姜大枣粥:将米放入锅中,简单

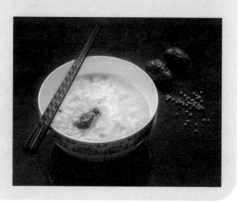

干炒一下,再放入水,用勺子将米搅拌均匀后,放入大枣若干和生姜3片,文火慢煮,直到粥煮熟,放入少许盐。用于风寒感冒。

4.**杏仁粥**:杏仁(去皮)10克,大米50克。加工时先煮粥,快熟时加入杏仁继续煮至熟,然后加少许白糖或食盐。该粥可以起到止咳平喘、化痰润燥的作用。

5.**防风粥**:防风15克,葱白2根,生姜3片,大米50克。先将大米煮熟,快熟时加入防风、葱白和生姜,可适量加盐。该粥可清热祛风、散寒止痛,适用于风寒感冒引起的畏寒发热、骨节酸痛、鼻塞声重、肠鸣泻泄等病症。

【饮食禁忌】

糖尿病患者不宜多食。

【使用注意】

1.粳米做成粥更易于消化吸收,但制作米粥时千万不要放碱,因为米是人体维生素 B_1 的重要来源,碱能破坏米中的维生素 B_1,会导致 B_1 缺乏,出现"脚气病"。

2.制作米饭时一定要"蒸",不要"捞",因为捞饭会损失掉大量维生素。

【性味功能】

味甘,性寒,无毒。功能补中益气,清热解毒,凉血解暑。

【应　用】

1.**背部生疮痈**。将稷米粉熬黑,加鸡蛋白调匀,涂抹于布上,剪孔贴患处,药干后再换一帖。

2.**急慢性胃炎,胃痛胃胀**。用稷根煎汤温服。

【食　疗】

羊肉稷米汤:用羊肉1斤熬汤,加稷米、葱、盐,煮粥吃。具有补中益气的功效。用于疲乏无力、少气懒言、胃纳减退、便溏等脾胃虚弱证。

【饮食禁忌】

不可与川附子同食。

【性味功能】

黍米味甘,性温,无毒,功能补中益气,久食令人多热烦。黍茎和根味辛,性热,有小毒,功能利小便,止咳平喘,利水消肿。

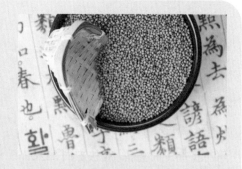

【应 用】

1.小儿鹅口疮,不能饮乳。黍米煎浓汁涂搽患处。

2.慢性胃炎胃痛多年。黍米淘汁,温服随意。

3.利小便。黍茎及根洗净,与小豆同煮汁服。

【食 疗】

1.**黍米阿胶粥**:黍米 40 克(淘净),阿胶 30 克(炙,研为细末),同煮粥,临熟下阿胶末调和,空腹食用。用于年老体弱,下痢不止,日渐黄瘦无力,纳食减少。

2.**稷米粥**:将稷米 100 克淘洗干净,取锅放入清水,加入稷米,先用旺火煮沸后,然后改用小火煮至成粥。具有益气补虚,清凉解暑的作用。适用于热性体质及夏季解暑。

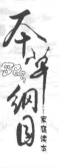

高粱

【性味功能】

高粱米味甘、涩,性温,无毒,功能温涩肠胃,止吐泻。高粱根可利小便,止喘满。

【食 疗】

1.**高粱甘蔗粥**:高粱米 1 份、甘蔗汁 4 份,一同放入锅内煮成高粱甘蔗粥,具有益气生津之作用,对老人痰热咳嗽、口干舌燥、唾液黏涎者有食疗作用。

2.**高粱粥**:高粱米煮粥有滋养脾胃的作用,对于脾虚有水湿,大便溏烂的患者较适宜。

3.**高粱冰糖粥**:高粱米 50 克,冰糖适量。煮高粱米为粥(高粱米需煮烂),加入冰糖再煮,糖化后温服。具有健脾益胃,生津止渴的作用。

4.**高粱螵蛸粥**:高粱 100 克,桑螵蛸 20 克。先将桑螵蛸用清水煎熬 3 次,收滤液 500 毫升;然后将高粱米洗净,放入砂锅内掺入桑螵蛸汁,置火上煮成粥,至高粱米烂时即成。具有和胃健脾,益气消积的作用。

5.**高粱猪肚粥**:高粱 90 克,莲子 60 克,猪肚 100 克,稻米 50 克,胡椒 3 克,盐 3 克。将高粱米炒至褐黄色有香味为止,除掉上面多余的壳;把猪肚、莲子肉、胡椒洗净,与高粱米一齐放入砂锅内,加清水适量,武火煮沸后,文火煮至高粱米熟烂为度,调味即可。

【饮食禁忌】

糖尿病患者应禁食高粱,大便燥结以及便秘者应少食或不食高粱。

 玉米

【性味功能】

味甘,性平,无毒。功能调中开胃。玉米根及叶功能利尿通淋。

【食　疗】

1.**玉米刺梨汤**:玉米 30 克,刺梨 15 克。加水煎汤服或代茶饮。本品与刺梨相互配合,有健胃消食及清暑的

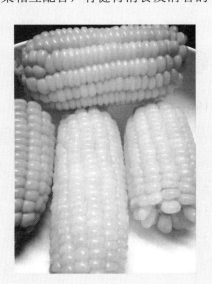

作用。用于脾胃不健,消化不良,饮食减少或腹泻,兼有暑热者尤为适宜。

2.**玉米茶**:玉米 30 克,玉米须 15 克。加水适量,煎汤代茶饮。玉米、玉米须均有利尿作用,以玉米须作用较强,故配伍应用。主要用于慢性肾炎、水肿、小便不利。

3.**玉米糊**:玉米粉 30～60 克,将水在锅中烧开后撒入,并搅匀成稀糊状,待煮熟时加入芝麻油、葱、姜、食盐调味服食。本品有降低血脂的作用。可用于高血脂症、高血压、冠心病病人服食。

【使用注意】

玉米发霉后能产生致癌物,所以发霉玉米绝对不能食用。

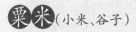 粟米(小米、谷子)

【性味功能】

味咸,性微寒,无毒,具有健脾和胃、益肾补虚、清热解毒的作用。

【应　　用】

1.胃热消渴。用陈粟米煮饭吃可健脾和胃。

2.耳廓上生疮,痛流黄水,时发时愈。

粟泔汁沉淀后敷涂患处。

3.**皮肤瘙痒。**可用酸粟泔汁及沉淀洗皮肤患处。

【食　疗】

1.**小米粥：**煮粥如常法，加糖适量。具有开肠胃、补虚损、益丹田的作用，可用于气血亏损，体质虚弱，胃纳欠佳者进补。适于产妇乳少，产后虚损而引起的乏力倦怠，饮食不香，可作早餐食用。冬春季小米粥更适于产妇。

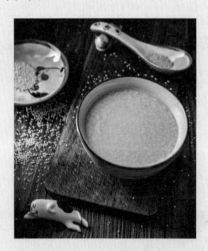

2.**小米鸡蛋粥：**小米50克，鸡蛋1个。先以小米煮粥，取汁，再打入鸡蛋，稍煮。临睡前以热水泡脚，并饮此粥，然后入睡。具有养心安神的作用。用于心血不足、烦躁失眠等症。

【饮食禁忌】

气滞者忌用；素体虚寒，小便清长者少食；小米忌与杏仁同食。

茭白米

【性味功能】

味甘，性凉，无毒。功能解烦热止渴，调和肠胃。

【食　疗】

1.**茭粟粥：**茭米、粟米等分，加水煮成稀粥服食。茭米、粟米均为甘凉之品，既能益脾胃，又可除烦热、利小便。暑热季节，煮粥常服最相宜。

2.**茭米麦芽汤：**茭米、大麦芽各15克，炒焦，加水煎汤，分2～3次服。本方能健胃消食，二物炒焦略有收涩作用。用于小儿消化不良、少食腹泻等。

薏苡仁

【性味功能】

薏苡仁及根味甘，性微寒，无毒。功能健脾益胃，利水渗湿，缓和拘挛，清肺热。

【应　用】

1.**风湿病身体疼痛，早晚加剧。**用麻黄9克，杏仁12克，甘草、薏苡仁各

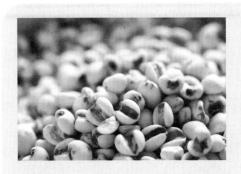

30 克，加水 800 毫升，煮成 400 毫升，分 2 次服。

2.**水肿喘急**。郁李仁 60 克，研细，以水滤取汁，煮薏苡仁饭，一天吃 2 次。

3.**尿路结石**。薏苡仁（子、叶、根皆可）水煎热饮（夏天冷饮），以通为度。

4.**蛔虫**。薏苡根 250 克，磨细，加水 1400 毫升煮成 600 毫升，服下，能将虫杀死打出。

5.**牙齿痛**。用薏苡根 120 克，水煮含漱。

【**食　疗**】

1.**薏苡粳米粥**：薏苡仁、粳米各 30 克，共煮粥，空腹食用，具有补脾除湿的作用。用于脾虚水肿，或风湿痹痛、四肢拘挛等。

2.**薏苡冰糖饮**：薏苡仁 50 克，百合 10 克，水煎汁，加冰糖服用，可治扁平疣、雀斑、痤疮。

3.**薏米粥**：薏苡仁 50 克，杵成粉末，加适量水煮成粥食之，一日 3 次，久服可轻身益气，糖尿病患者可常食。

4.**薏米羊肉汤**：薏苡仁 150 克，羊肉 250 克，加水适量煲汤，食盐、味精调味（亦可加生姜数片）。可健脾补肾，益气补虚。治病后体弱、贫血、食欲不振等。

5.**珠玉二宝粥**：薏苡仁、山药各 60 克，捣为粗末，加水煮至烂熟，再将柿霜饼 25 克，切碎，调入溶化，随意服食。山药、薏苡仁均为清补脾肺之药；柿霜饼为柿霜熬成，可润肺益脾。用于脾肺阴虚，饮食懒进，虚热劳嗽者。

6.**郁李苡仁饭**：郁李仁 60 克，研烂，用水滤取药汁；薏苡仁 200 克，用郁李仁汁煮成饭。分 2 次食用。本方能利水消肿，郁李仁与薏苡仁功效相似，其味微苦不甚适口，故仅取汁用。用于水肿、小便不利、喘息胸满等。

【**饮食禁忌**】

本品力缓，宜多服久服。脾虚无湿，大便燥结及孕妇慎服。

黑大豆

【性味功能】

味甘,性平,无毒。功能补肾益阴,健脾利湿,清热解毒,祛风明目。

【应用】

1.**腰痛**。大豆1000克,用水拌湿,炒热,用布裹好后熨患处,待冷即更换再熨。

2.**身面浮肿**。黑豆200毫升,加水1000毫升煮成600毫升,再加酒1000毫升,又煮成600毫升,分3次温服。不愈再服。

3.**便秘**。用黑豆120克,生姜3片,加水600毫升,煎成200毫升,一次服下。

4.**腹泻不止**。将黑豆200克(炒过),白术15克,共研为粉末。每次服用9克,米汤送下。

5.**失眠**。黑豆蒸后,用囊盛作枕用,待冷后更换,整夜常枕之。

6.**青春痘**。黑大豆研成粉末,外敷患处。

7.**牙齿疼痛**。用黑豆煮酒,多次漱口。

【食疗】

1.**黑豆酒**:黑豆250克,炒熟,趁热用黄酒500克浸泡数日,每次服一或半酒杯。本方取黑豆补益肾阴以制亢盛之阳,趁热以黄酒浸泡,其药力尤强。用于阴虚阳亢,虚风上扰,眩晕头痛,虚烦发热等。

2.**黑豆芝麻汤**:黑大豆、黑芝麻、胡桃仁、松子仁、柏子仁各30克,捣烂,混匀,每次用15克蒸鸡蛋吃。血虚心悸患者可常服。

3.**黑豆黄芪汤**:黑大豆15克,浮小麦、黄芪各30克。水煎服,一日2次。适用于病后虚弱恢复缓慢,自汗、盗汗患者。

【饮食禁忌】

忌与厚朴、蓖麻子同服。

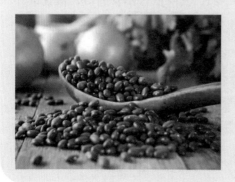

大豆黄卷

【性味功能】

此为大豆的种子发芽后晒干而成。味甘,性平,无毒,功能清解表邪,分利湿热。

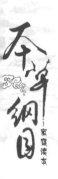

黄大豆

【性味功能】

味甘,性温,无毒。功能宽中下气,利大肠,利水消肿。

【应　　用】

1.青春痘破溃生疮。可将黄豆研成粉末,热水调和敷患处。

2.烧烫伤。治疗期间每天用黄豆适量煮汁服,可加快治愈,愈后无疤痕。

3.各种疮疡。黄豆浸泡后捣烂涂搽患处。

【注意事项】

患疮痘期间不宜吃黄豆及其制品。

赤小豆

【性味功能】

味甘、酸,性平,无毒。功能利水消肿,解毒排脓。

【应　　用】

1.腹水。赤小豆 500 克,白茅根 30克,水煮后食用赤小豆,以腹水消退为度。

2.鹅口疮。将赤小豆研为细末,用醋调和,涂搽患处。

3.牙齿疼痛。将赤小豆研为细末擦牙,并将粉末吹入鼻中。

4.醉酒后呕吐。可用赤小豆煮汁饮用。

5.青春痘化脓。赤小豆研为细末,鸡蛋清调和,涂搽患处。

6.皮疹瘙痒。赤小豆、荆芥穗等分,研为细末,用鸡蛋清调和,涂搽患处。

【食　　疗】

1.赤豆桑白皮汤:赤小豆 60 克,桑白皮 15 克。加水煎煮,去桑白皮,饮汤食豆。本方赤小豆健脾利湿,桑白皮利尿消肿。用于脾虚水肿脚气,或小便不利。

2.茅根煮赤豆:白茅根 250 克,赤小豆 120 克。加水煮至水干,除去白茅根,将豆分数次嚼食。白茅根为凉性利尿药,其味甘甜,用以煮豆,既可增强利尿作用,又较适口,故颇为得法。用于水肿、小便不利、肾炎或营养不良性水肿。

3.赤豆粥:赤小豆 120 克,粳米 30克。加水适量,煮稀粥,分 2 次食。本方能益脾胃而通乳汁。用于妇女气血不足,乳汁不下。

4.苦酒赤豆散:赤小豆 100 克,用醋 1茶盅,煮豆至熟,取出晒干,再加入适量米酒，浸渍至酒尽，经干燥后研为细末。分3次服，每次3～6克，用米酒送服。赤小豆能散血，醋又有止血之效，故本方有散血消肿和止血作用。用于痔疮瘀肿疼痛，大便带血。

【饮食禁忌】

不可长期食用；被蛇咬后100日内忌服。

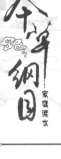

绿豆

【性味功能】

味甘，性寒，无毒，功能清热解毒，消暑，利尿。

【应　用】

1.小儿丹毒红肿。用绿豆15克，大黄6克，共研为粉末，加生薄荷汁和蜂蜜适量，调匀敷涂患处。

2.痢疾便血不止。大麻子用水研为细末，滤汁，用此汁煮绿豆吃。

3.老人小便淋漓涩痛。绿豆400克，橘皮50克，煮粥，下麻子汁200毫升，空腹食用。

4.消渴。常用绿豆煮粥吃。

5.胃痛。绿豆21粒，胡椒14粒，一起研为细末，白开水调服即止。

6.青春痘化脓。将绿豆、赤小豆、黑

大豆等分研为粉末，用醋调匀，涂患处。此方名"三豆膏"。

7.水肿。用绿豆50克，大附子10克（去皮脐，切作两片），加水3碗，煮2小时以上，临睡时空腹食用绿豆。次日将原附子两片又各切为二，另以绿豆50克如前煮食。第3日照第1日，第4日照第2日食豆。水从小便下，肿自消。未消可多吃几次，忌食生冷、毒物、盐、酒。

【食　　疗】

1.绿豆银花汤：绿豆60克，加水煮至豆熟后，放入金银花(纱布包)15克，一同煮沸。以汤色碧绿而不浑浊为佳。去金银花，食豆饮汤。绿豆、金银花合用，气味清香适口，又能清热除烦、解暑。用于暑热烦渴，小便短赤，或热病发热心烦等，亦可清热解毒，用于热痱、疮疹等。

2.车前绿豆汤：绿豆60克，车前子

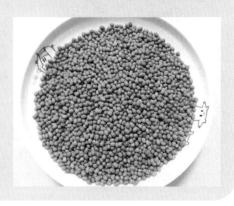

(纱布包)30克。加水煎汤服。车前子配绿豆,以增强清热和利尿、除湿的效果。用于热淋尿涩,小便不利,亦可用于湿热腹泻。

3.扁鹊三豆饮:绿豆、赤小豆、黑豆各 12 克,甘草 3 克。加水煎煮,至豆极熟,食豆饮汤,分 2 次用。"三豆"均能解毒,甘草又为解毒要药。诸品生用性凉,善解热毒。可用以防治水痘、疮疹。此外,"三豆"又有利尿消肿之功。

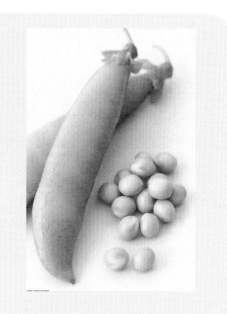

【饮食禁忌】

热性体质及易患疮毒者尤为适宜;脾胃虚弱的人不宜多吃;慢性胃肠炎、慢性肝炎、甲状腺机能低下者,忌多食绿豆。

豌豆

【性味功能】

味甘、微辛,性平,无毒。功能清热解毒,止泄痢,利小便。

【食　　疗】

1.豌豆汤:嫩豌豆 250 克,加水适量,煮熟食豆并饮汤。该方有和中生津,止渴下气,通乳消胀之功。可用于烦热口渴,消渴口干,以及产后乳汁不下,乳房作胀。

2.豌豆芫荽汤:豌豆 120 克,陈皮 10克,芫荽 60 克。加水前汤,分 2～3次温服。本方以豌豆益脾和胃、利湿,陈皮、芫荽健胃化湿。用于湿浊阻滞,脾胃不和,吐泻转筋。

【饮食禁忌】

过食可引起消化不良、腹胀。

蚕豆

【性味功能】

味甘、微辛,性平,无毒。功能健脾益胃,醒酒。

【应　　用】

醉酒后昏睡。蚕豆油盐炒熟后煮汤

食用。

【食 疗】

蚕豆红糖汤：陈蚕豆 120 克，红糖适量，加水 5 杯，煮至 1 杯，温服。本方有健脾利尿之功。用于脾虚水肿，亦可用于慢性肾炎水肿的辅助治疗。

【饮食禁忌】

本品不可生食；多吃令人腹胀；多食可能会发生类似黄疸的蚕豆黄病，常在食后一天左右发病，可见发烧、头痛、腹痛、呕吐、皮肤发黄、小便棕红色、乏力衰弱等，须及时救治。

豇豆

【性味功能】

味甘、咸，性平，无毒。功能理中益气，补肾健胃。

【食 疗】

1.**豇豆二根汤**：豇豆子 50 克，糯米草根、旋花根各 30 克，猪瘦肉 250 克。加水适量，以小火煨炖至肉极熟，可略加食盐调味。饮汤、食肉和豇豆等。糯米草根、旋花根均能健脾，煮熟可食，用以增强豇豆的补脾作用；用猪肉煨炖，更可增进食欲。用于脾胃虚弱，不欲饮食，大便溏

薄，体倦乏力。

2.**豇豆蕹菜汤**：豇豆（嫩）200 克，蕹菜 250 克。加水煎汤食。亦可用食油、盐等调味食。本方有较明显的健脾利湿，通利小便的作用。用于脾虚湿盛，带下量多色白，或湿热小便不利。

【饮食禁忌】

便秘者忌用。

扁豆

【性味功能】

白扁豆味甘，性微温，无毒，功能健脾除湿，解毒。扁豆花味甘，性平，功能解暑化湿，止泻止带。

【应 用】

白扁豆：

1.**吐泻**。用扁豆、香薷各 200 克，加水 1200 毫升煮成 400 毫升，分次服用。

2.**赤白带下**。将白扁豆炒为粉末，每次服用 6 克，米汤送服。

3.**疮疡结痂，瘙痒作痛**。以扁豆捣碎封患处，痂落即愈。

扁豆花：

女子赤白带下。扁豆花干后研为细末，与米汤一起服下。

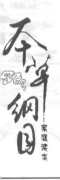

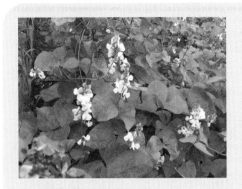

湿浊阻滞,脾胃不和,呕吐腹泻,小便不利。

【饮食禁忌】

患寒热病者不可食用。

刀豆

【食　疗】

1.扁豆花馄饨:将白扁豆花(正开放者)焙干,择取洁净的,不要用水洗,只以开水烫过后,立即和猪脊肉1条,葱1根,胡椒7粒,加酱汁一起拌匀,用烫开花的水和面,包成小馄饨,煮熟食用可治腹泻。

2.扁豆茯苓散:炒扁豆30克,茯苓15克。研为细末。每次3克,加红糖适量,用沸水冲调服。本方以扁豆健脾除湿,茯苓补脾而能利尿消肿。用于脾虚水肿。

3.煮扁豆:扁豆子60克(或嫩扁豆荚果120克),以油、盐煸炒后,加水煮熟食。每日2次,连续食用1周。此方取扁豆健脾除湿以止带,用于妇女脾虚带下。

4.扁豆香薷汤:扁豆30克,香薷15克。加水煎汤,分2次服。本方取扁豆利湿和中,香薷化湿利小便。用于

【性味功能】

味甘,性平,无毒。功能温中下气,利肠胃,止呃逆,益肾补元。

【食　疗】

1.刀豆煨猪肾:猪肾1个,剖开,将刀豆子10克研为细末,放入其中,外用白菜、荷叶之类包裹,置火灰中煨熟。除去包裹物,切碎嚼食。本方取刀豆补肾壮腰,以猪肾引入肾经。用于肾虚腰痛或妊娠期腰痛。

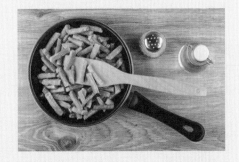

2.蒸刀豆:嫩刀豆120克,蒸熟,蘸白糖细细嚼食。本方用刀豆补脾益胃,用于久痢久泻,饮食减少。

淡豆豉

【性味功能】

味苦,性寒,无毒。具有解表除烦、宣发郁热的作用。

【应　　用】

1.感冒发热。 葱白50克,豆豉200克,用纱布包裹,加水500毫升煮成200毫升,一次服下。

2.胸闷恶心。 豆豉200克,加水800毫升,煮成300毫升,分次服下,有催吐的效果。

3.盗汗。 豆豉200克,炒成微香,放入600毫升清酒中浸泡3天,分次服用。

4.口腔溃疡。 睡前用炒焦的豆豉末含在口中过夜。

【食　　疗】

1.淡豆豉蒸鲫鱼: 鲫鱼200克,淡豆豉50克,白糖、料酒、调味品各适量。将鲫鱼去鳞和内脏,洗净。在鲫鱼上撒上淡豆豉、料酒、白糖,置武火上蒸20分钟即成。适用于肢体浮肿、小便短涩、腰痛、口干咽燥、神疲乏力、舌质红、苔薄黄。

2.豆豉田螺汤: 淡豆豉50克,田螺肉100克,番茄100克,白糖、姜、葱、盐、素油适量,把淡豆豉洗净;田螺用清水漂去泥,洗净,切片;番茄洗净,切片;姜切片,葱切段。把锅置武火上烧热,加入素油,烧六成熟时,加入姜、葱、爆香,下入田螺、盐、糖,注入清水600毫升,武火烧沸,加入番茄,煮8分钟即成。每日1次,每次吃田螺50克,随意吃番茄、喝汤。具有清热解毒,补益气血之功,用于急性黄疸型肝炎体弱血虚患者。

【饮食禁忌】

服药期间忌用猪肉。

豆腐

【性味功能】

味甘、咸,性寒,有小毒。具有益气和中、生津润燥、清热解毒的功用。

【食　　疗】

1.香附豆腐汤: 香附子9克,豆腐200克,姜、葱、盐、素油适量。把香附子洗净,去杂质;豆腐洗净,切成5厘米见方的块,姜切片,葱切段。把炒锅置武火上烧热,加入素油烧至六成熟时,下入葱、姜爆香,注入清水600毫升,加香附,烧沸,下入豆

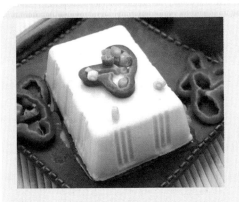

腐、盐,煮5分钟即成。每日1次,每次吃豆腐100克,喝汤200毫升。具有行气健脾,清热解毒的作用,用于急性病毒性肝炎表现以肝郁气滞为主的患者。

2.泥鳅炖豆腐:泥鳅500克,豆腐250克。将泥鳅加食盐、黄酒、水适量,炖至五成熟,加入豆腐,再炖至鱼熟烂即可。喝汤,食豆腐及泥鳅。具有清热利湿和中的作用,用于慢性胆囊炎。

3.豆腐烧扁豆:豆腐1500克,扁豆200克,精盐、味精、葱花、湿淀粉、姜末、香油、黄豆芽汤各适量。将扁豆摘去老筋,洗净,切片,放在沸水锅里焯透捞出,放在凉水里浸凉,沥净水备用。豆腐切成小块,炒锅内放油烧热,下入豆腐块煎至两面呈金黄色时出锅。锅内留少量底油,下葱、姜煸香,放入黄豆芽汤、精盐、豆

块、扁豆片一起烧至入味,点入味精烧一会儿,用湿淀粉勾芡,淋入香油出锅即成。本品具有清热解毒,生津润燥,润肤、明目、延缓衰老的功效。

【饮食禁忌】

食用豆腐时不宜同时服用菠菜和蜂蜜,肾病、痛风患者慎服。

【性味功能】

味甘、辛,性温,无毒。功能消食、健脾、暖胃。

【应　用】

胃气虚弱。神曲250克,麦芽800克,杏仁200克,炒成粉末,做成蜜丸如弹子大。每次饭后嚼服1丸。

【性味功能】

味甘,性大温,无毒。功能补中缓急,润肺止咳,解毒。

【食　疗】

1.饴糖茶:红茶1～1.5克,饴糖15～25克。将红茶叶用沸水冲泡5分钟后去渣取汁。饴糖用沸水拌匀溶解,

倒入茶汁即成。每日1剂，分2～3次饮用。功能健胃润肺，滋养强壮。适用于身体虚弱，肺虚干咳，慢性气管炎患者。

2.饴糖萝卜汁：白萝卜汁30毫升，饴糖20毫升，与适量沸水搅匀即可。每日3次，顿服。具有止咳化痰的作用。

【饮食禁忌】

恶心呕吐者忌服。大便秘结、红眼病、疳积的病人不宜服用。

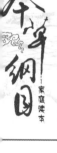

 醋

【性味功能】

味酸、苦，性温，无毒。功能散瘀止血、解毒杀虫。

【应　　用】

1.关节肿痛。以酽醋1000毫升，煎五成沸，切葱白500克，煎一沸捞出，以布趁热裹患处。

2.腋下狐臭。用酽醋，加上石灰混匀后敷涂于腋下。

3.牙齿疼痛。用米醋200毫升加入枸杞、桑白皮，煎煮成100毫升漱口。

4.火烫伤。用酸醋冲洗，并用醋泥涂

伤处，有效，不留瘢痕。

5.足上冻疮。以醋洗足，研藕散搽患处。

【食　　疗】

醋茶：茶叶3克，醋适量。茶叶放杯中，用约200毫升沸水冲泡，盖闷15分钟后加入食醋5～10毫升即可。趁热1次饮完。1日内可饮数次。可活血止痛，用于突然跌仆闪挫、瘀血阻滞经脉、血行不畅而致腰痛（俗称"闪腰"）。

【饮食禁忌】

脾虚湿盛者、筋脉拘挛疼痛者不宜服用。过多服用损伤牙齿和脾胃。

 酒

【应　　用】

酒具有舒筋活血、解毒消炎之功效，而与药物共用制成药酒，药借酒力、酒助药势而充分发挥其效力，提高疗效。

1.五加皮酒祛一切风湿痿痹，壮筋骨，填精髓。五加皮洗后刮去骨，煮出汁，和曲、米酿成酒，饮之。或切碎袋盛，浸酒煮饮。

2.女贞皮酒可补腰膝。女贞皮切片，

浸酒煮,饮之。

3.薏苡仁酒祛风湿,强筋骨,健脾胃。用绝好薏苡仁粉,同曲、米酿酒,或用袋盛煮酒饮。

4.地黄酒补虚弱,壮筋骨,通血脉,治腹痛,变白发。用生肥地黄绞汁,同曲、米一起封密器中,5～7日后开启,中间的绿汁是精华,宜先饮之,剩余的滤汁藏贮。

5.牛膝酒壮筋骨,治痿痹,补虚损,除久疟。将牛膝煎汁,和曲、米酿酒。或切碎袋盛浸酒,煮后饮。

6.当归酒和血脉,坚筋骨,止诸痛,调经水。当归煎汁,或酿或浸。

7.枸杞酒补虚弱,益精气,去冷风,壮阳道,止流泪,健腰脚。将枸杞子煮烂捣汁,和曲、米酿酒。或同生地黄袋盛,浸酒煮饮。

8.人参酒补中益气,通治诸虚。用人参末同曲、米酿酒。或袋盛浸酒煮饮。

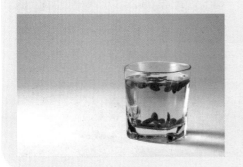

9.菊花酒治头风,明耳目,去痿痹,消百病。用甘菊花煎汁,同曲、米酿酒。加地黄、当归、枸杞诸药亦佳。

10.青蒿酒治虚劳久疟。青蒿捣汁,煎过,如常酿酒饮。

11.百部酒治一切久近咳嗽。百部根切后炒,袋盛浸酒中,频频饮之。

12.海藻酒治甲状腺肿大。海藻250克,洗净浸酒中,早晚慢饮。

13.松节酒治冷风虚弱,筋骨挛痛,脚气缓痹。松节煮汁,同曲、米酿酒饮。松叶煎汁亦可。

14.竹叶酒治诸风热病,清心畅意。淡竹叶煎汁,如常酿酒饮。

15.牛蒡酒治诸风毒,利腰脚。将牛蒡根切片,浸酒饮之。

16.桃皮酒治水肿,利小便。桃皮煎汁,同秫米酿酒饮。

【食　疗】

1.八珍酒:全当归27克,炒白芍18克,生地黄15克,云茯苓18克,炙甘草18克,五加皮27克,肥红枣36克,胡桃肉36克,白术27克,川芎12克,人参15克,白酒1500毫升。将所有的药用水洗净后研成粗末;装进用三层纱布缝制的袋中,将口系紧;浸泡在白酒坛中,封口,在火上煮 1 小时；药冷却后，埋入净土中，5 天后取出来；再过 3～7 天，开启，去掉药渣包将酒装入瓶中备用。每次服 10～30 毫升，每日 3 次，饭前将酒温热服用。具有滋补气血，调理脾胃，悦颜色的作用。

2.丹参酒。丹参 300 克，米酒适量。将丹参切碎倒入适量的米酒中浸泡 15 天，而后滤出药渣压榨出汁，将药汁与药酒合并，再加入适量米酒，过滤后装入瓶中备用。每次 10 毫升，每日 3 次，饭前将酒温热服用。功能养血安神。

3.人参固本酒。何首乌 60 克，枸杞子 60 克，生地黄 60 克，熟地黄 60 克，麦冬 60 克，天冬 60 克，人参 60 克，当归 60 克，茯苓 30 克，白酒 6000 毫升。将所有药材捣成碎末，装入纱布袋，放进干净的坛子里；倒入白酒浸泡，加盖再放在文火上煮沸；约 1 小时后离火，冷却后将坛子密封；7 天后开启，将药渣除去，装瓶备用。每次 10～20 毫升，每日早晚 2 次，将酒温热空腹服用。功能补肝肾，填精髓，益气血。

4.牛膝独活酒。桑寄生 30 克，牛膝 45 克，独活 27 克，秦艽 27 克，杜仲 40 克，人参 10 克，当归 30 克，白酒 1000 毫升。将所有药材洗净后切碎；放入纱布袋中，封口；放入酒中，浸泡 30 天；将药渣取出，过滤备用。每次 10～30 毫升，每日 1 次（上午 9～11 点服用为佳）。功能补养气血，益肝强肾，祛除风湿，止腰腿痛。

【饮食禁忌】

有肝脏疾病、消化性溃疡的病人不宜服用。

葡萄酒

【性味功能】

味甘、辛，性热，微毒。功能温肾、养颜、御寒。

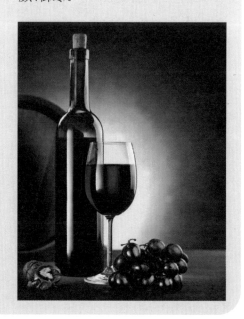

【食 疗】

1.**甘蔗葡萄酒**：甘蔗汁 1 盅，葡萄酒 1 盅。将上两味混合、调匀即可。用于治疗慢性胃炎。

2.**洋葱葡萄酒**：洋葱 1～2 个，葡萄酒 400～500 毫升，喜欢甜的可再加一点蜂蜜。将洋葱洗净，去掉表面茶色外表皮，切成条或丝；将洋葱装入玻璃瓶内，加上红葡萄酒盖好，在阴凉处放置 2～8 天，即可食用。一次喝 50 毫升，一天喝 1～2 次，年纪大的人可减量。不喝酒的人，可用 2 倍左右的开水稀释后饮用。可治疗膝盖疼痛、白内障、老年痴呆症。

【性味功能】

味甘、辛，无毒。功能活血止痛、温中散寒。

【应 用】

1.**手足皲裂**。用酒糟、狸油、姜汁、盐等分，研烂，炒热搽患处，搽时虽裂肉甚痛，但不久即合口，再搽数次，冻伤即愈。

2.**鹤膝风**。用酒糟 120 克，肥皂荚 1 个（去子），芒硝 30 克，五味子 30 克，砂糖 30 克，姜汁 100 毫升，研匀，每日涂搽。加一点烧酒更好。

3.**打伤青肿**。用湿纸铺伤处。纸上厚摊一块捣烂的酒糟（先烧过），过一阵儿，痛处如蚁行，热气上升，肿即消散。

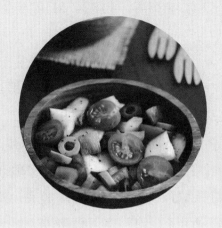

第四章

菜

部

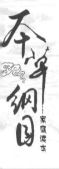

韭菜

【性味功能】

味辛、微酸、涩，性温，无毒。功能补肾助阳，温中开胃，降逆气，止血散瘀。

【应　用】

1.哮喘。生韭菜捣汁200毫升饮用。

2.盗汗。韭菜根50根，加水400毫升，煮成200毫升饮用。

3.痔疮作痛。用盆盛沸汤，以器盖之，留一孔。用洗净韭菜一把，泡汤中。趁热坐在孔上面，先熏后洗，如此数次后痔疮自然脱落。

4.油漆过敏。将韭菜叶捣烂敷于患处可止痒。

【食　疗】

1.韭菜饮：鲜韭菜500克，鲜生姜50克，冰片3克。将鲜韭菜、鲜生姜捣碎同挤汁，再放入冰片溶解即可。一日1剂，分2次饮用。具有开窍醒神，回阳救逆的作用。治疗中暑神昏、四肢冰冷、冷汗、恶心。

2.韭菜羊肝粥：韭菜150克，羊肝200克，大米100克。韭菜洗净切碎，羊肝切小块，与大米同煮成粥即可，适量食用。具有补肝血、养阴明目的作用。

3.韭菜粥：韭菜50克，粳米50克。韭菜切碎，同粳米共入锅中，加水煮至粥成即可。每日1次，供早餐服食，应连用半个月。具有补肾壮阳，固精止带的作用。

4. 韭菜炒胡桃：核桃仁 30 克（去皮），先以芝麻油炒微黄，放入适量食盐后，入韭菜 120 克，炒熟食。用于肾虚阳痿，腰酸尿频等。

5.韭汁牛乳汤：韭菜 250 克，生姜 30 克，切段或捣碎，纱布包，绞取汁液；兑入牛乳 250 克，加热煮沸，慢慢温服。用于食管癌、胃癌、胃与十二指肠溃疡、慢性胃炎。

【饮食禁忌】

有腹泻和消化不良的人不宜食用；阴虚火旺易上火的人不宜多食和常吃；韭菜不宜和寒凉性食物如苦瓜、芦荟等同吃，因为会削弱韭菜的作用；隔夜煮熟的韭菜不宜食用，以免亚硝酸盐中毒；患疱疹、结膜炎的患者不宜服用。

大葱

【性味功能】

葱茎白味辛，性平；叶性温；根须性平，均无毒。功能发汗解表，散寒通阳，解毒散凝。

【应　　用】

1.感冒恶寒。用葱白 1 把，淡豆豉 50克，泡汤服，以出汗为度。

2.感冒头痛。用连须葱白 250 克，生姜 60 克，加水煮，温服。

3.肠痔出血。用葱白 1500 克煮汤熏洗。

4.跌打损伤。将葱白连叶煨热，捣烂后敷于伤处。药冷却即更换。

【食　　疗】

1.葱豉汤：葱 30 克，淡豆豉 10 克，生姜 3 片，黄酒 30 毫升。将葱、淡豆豉、生姜加水 500 毫升入煎，煎沸再加黄酒即可。适用于外感风寒、恶寒发热、头痛、鼻塞、咳嗽等症。

2.葱枣汤：大枣 20 枚，葱白 7 根。将红枣洗净，用水泡发，入锅内，加水适量，用文火烧沸，约 20 分钟后，再加入洗净的葱白，继续用文火煎 10分钟即成。服用时吃枣喝汤，每日 2次。可辅助治疗心气虚弱，胸中烦闷，失眠多梦，健忘等症。

3.葱炖猪蹄：葱 50 克，猪蹄 4 只，食盐适量。将猪蹄拔毛洗净，用刀划口；将葱切段，与猪蹄一同放入，加水适量，入食盐少许，先用武火烧沸，后用文火炖熬，直至熟烂即成。适用于血虚体弱，四肢疼痛，形体浮肿，疮疡肿痛，妇人产后乳少等症。

4.**葱烧海参**：葱 120 克,水发海参 200 克,清汤 250 毫升,油菜心 2 棵,料酒、湿玉米粉各适量。先将海参洗净,用开水氽一下;用熟猪油把葱段炸黄,制成葱油;海参下锅,加入清汤和酱油、味精、食盐、料酒等调料,用湿玉米粉勾芡浇于海参、菜心上,淋上葱油即成。适用于肺阳虚所致的干咳、咯血,肾阳虚的阳痿、遗精及再生障碍性贫血,糖尿病等病证。

5.**葱白粥**：葱白 10 克,粳米 50 克,白糖适量。先煮粳米,待米熟时把切成段的葱白及白糖放入即成。适用于风寒感冒,头痛鼻塞,身热无汗,面目浮肿,消化不良,痈肿等病证。

6.**大葱红枣汤**：葱白 20 根,大枣 20 枚。将葱白洗净切段,大枣洗净切半;二者共入水中煎煮,起锅前加白糖适量。可辅助治疗神经衰弱所致的失眠,体虚乏力,食欲不振,消化不良等病证。

【饮食禁忌】

不宜与杨梅、蜜糖同食,同食易气急胸闷,忌服枣、常山、地黄。

薤白

【性味功能】

味辛、苦,性温,无毒。有理气宽胸,通阳散结的作用。

【应　　用】

1.产后腹泻。用薤白与羊肾同炒吃。

2.疥疮痛痒。煮薤叶,捣烂后涂于患处。

3.烧伤肿痛。薤白 200 克,猪油 500 克,以米醋浸 1 晚,小火煎 3 次,滤去渣滓涂于患处。

4.毒蛇咬伤。将薤白捣烂后敷于患处。

【食　　疗】

1.**瓜蒌薤白煲凉瓜**：瓜蒌 12 克,薤白 9 克,苦瓜(凉瓜)200 克,盐、姜、葱、素油适量。把瓜蒌、薤白、凉瓜洗净,切块。将锅置武火上烧热,加入素油,烧六成熟时,加入姜、葱爆香,加入清水约 500 毫升,放入凉瓜、瓜蒌、薤白,用文火煲 30 分钟即成。每日 1 次,食苦瓜,喝汤。适用于肺心病咳喘患者食用。

2.**杏仁薤白雪蛤羹**：杏仁 12 克,薤白 10 克,雪蛤 5 克,冰糖 20 克。把杏仁、薤白洗净;雪蛤膏用温水发透,除筋膜和黑籽;将冰糖打碎。将雪蛤、杏仁、薤白、冰糖一起放于蒸杯内，加清水200毫升。将蒸杯置蒸笼内，用武火大气蒸约45分钟即成。每2日1次，每次1杯。适用于痰瘀型冠心病患者食用。

3.**人参薤白粥**：人参12克，薤白12克，鸡蛋(去黄)1个，小米50克。先将人参打碎，加水用文火煎汤，然后加入小米煮粥，粥将成时下鸡蛋清及薤白，煮熟即可。可作早晚餐服食。适合于中风后遗症患者。

4.**薤菜汁**：鲜薤白100克，捣烂，绞汁顿服。若无鲜品，亦可用薤白50克，捣烂，冲入开水，浸取汁液服用。用于心绞痛、脘腹胀痛者。

5.**薤白炖猪肚**：猪肚1具，洗净；薤白150克，薏苡仁适量，洗净，混合，装入猪肚中，用绳扎住。加水和适量的食盐、胡椒，炖至猪肚烂熟。分3～4次服食。用于脾胃虚弱，少食羸瘦，饮食不消者。

6.**薤白粥**：薤白30克，粳米30～60克。加水煮成稀粥食。用于痢疾或腹泻，腹胀满，泻而不畅。

【饮食禁忌】

阴虚、发热或气虚的病人慎服。

大蒜

【性味功能】

味辛，性温，有毒。功能温中健胃，消食理气，解毒杀虫。

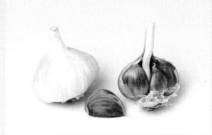

【应　　用】

1.**手背生疮**。用大蒜10个，淡豆豉50克，乳香3克，研成细末。疮上先铺湿纸，纸上铺药一层，厚约6毫米。上面用艾灸灸百壮左右，由痛灸至痒，痒灸至不痛。

2.**水肿**。用大蒜、田螺、车前子等分，熬成膏，摊贴于脐中，水从小便排出。数日即愈。

3.**急性腹泻**。大蒜捣烂后贴于两足心，也可贴于脐中。

4.**牙痛**。大蒜煨熟后切小片，熨痛处。

5.**鼻炎流脓涕**。大蒜切片贴足心。

6.**食蟹中毒**。干大蒜煮汁饮用。

【食　　疗】

1.**蒜头加冰糖汤**：将去膜的蒜片浸在

装有冷开水的密闭容器中 6 小时，用纱布将蒜头滤清，加入打碎的冰糖，再用密封的小罐子装好，要用时打开即可。需注意的是，制作蒜头冰糖时动作要快，若让蒜味散发掉效果就差了，蒜头冰糖最好当天用完，尽可能在它的气味最浓时用完，效果才好。此配方对容易感冒、扁桃腺发炎的人有一定的效果。

2.野鸭大蒜汤：野鸭 1 只，紫皮大蒜 50 克。将野鸭洗净，大蒜去皮放入鸭腹中，煮至鸭肉熟烂即可。食肉饮汤，7～10 日为 1 个疗程。具有滋补肝肾的作用。

3.大蒜荷竹饮：大蒜头 2 个，荷花 30 克，竹叶 10 克，甘草 6 克。以上 4 味共加水 500 毫升煎煮，去渣留汁。每日 1 剂，分 2 次饮服。功能清热解毒，升清通窍，用于慢性鼻炎。

【饮食禁忌】

食用生蒜不宜过多，阴虚火旺（如面红、午后低热、口干便秘、烦热等）、胃溃疡、慢性胃炎者要忌食，且不可与蜂蜜同食。

油菜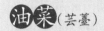（芸薹）

【性味功能】

味辛，性温，无毒。功能活血化瘀，解毒消肿，宽肠通便，强身健体。

【应 用】

1.天火热疮（初起如痱子，慢慢形成水泡，似火烧疮，赤色）。将油菜叶捣成汁，调入大黄、芒硝、生铁衣等分，涂于疮上。

2.便血。用生油菜子、炙甘草等分研成粉末。每次用 6 克，加水煎服。

3.外伤骨折。油菜子 30 克，炒小黄米 60 克，龙骨少许，一起研成粉末，加醋调成膏，摊于纸上贴患处。

【食 疗】

1.鸡油炒芸薹：油菜 500 克，鲜蘑菇 120 克。将油菜去老叶，切成段，洗净；锅烧热，放鸡油 120 克，待油烧至五成热时，将油菜倒入煸炒。再加黄油、鲜汤，至八成热时，放细盐、

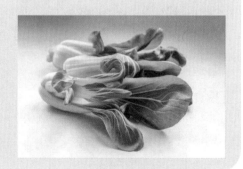

糖、味精、蘑菇;再烧2分钟后,用水淀粉勾芡,浇上鸡油,装盆即成。功能宽肠通便,解毒消肿。适宜于习惯性便秘、痔疮、大便干结等病证,亦可作为感染性疾病患者的食疗蔬菜。

2.凉拌油菜:嫩油菜500克,将油菜梗、叶分开后洗净,切长段,沥干水,放入滚水中煮熟,捞出沥水装盘,加入麻油、精盐拌食。具有宽肠通便、降糖之功,糖尿病、便秘患者均应常食。

【饮食禁忌】

痧痘、孕早期妇女、目疾患者、小儿麻疹后期、疥疮、狐臭等慢性病患者要少食;吃剩的熟油菜过夜后就不要再吃,以免造成亚硝酸盐沉积,易引发癌症。

【性味功能】

味甘,性温,无毒。功能清热除烦,解渴利尿,通利肠胃。

【应　　用】

1.油漆过敏。将白菜捣成汁后涂于过敏处。

2.小儿淋巴管炎。将白菜捣烂后敷于患处。

【食　　疗】

1.素白菜汤:白菜250克,切碎,投入沸水中,煮沸去生味,调入香油、食盐、味精即成。功能清热除烦利尿,用于烦热口渴,小便不利。

2.白菜肉片汤:白菜500克,除去外周老叶,洗净切段;猪肉250克,洗净切片。白菜下沸水中煮至半熟时放入猪肉,一同煮熟,加入生姜、食盐、酱油、葱等调味。可分2次食。白菜富含纤维素,专以通利大便;猪肉补血润肠。用于血虚肠燥,大便秘结。

3.白菜姜葱汤:白菜120克切碎,生姜10克,葱白5根。加水煎汤服。对感冒有一定防治作用。用于预防感冒,或感冒初起,发热咳嗽。

【饮食禁忌】

用于清热时,若煎汤,则不宜过久;用于益胃生津和利肠道时,需煮食或作菜食;脾胃虚寒的病人不宜多食。

【性味功能】

茎、叶味辛,性温,无毒;子味辛,性

热,无毒。功能利气祛痰,温中健胃,散寒解表。

【应　用】

1.**油漆过敏瘙痒**。用芥菜煮成汤后外洗。

2.**感冒无汗**。用水调芥菜子粉末填于脐内,用热水袋隔着衣在外面熨烫该处,以出汗为妙。

3.**腰脊胀痛**。用芥子末调酒,贴患处。

4.**痛肿热毒**。用芥子末加柏叶捣烂后涂患处,非常有用。如用山芥效果更佳。

【食　疗】

1.**芥菜生姜饴糖液**:芥菜250克,生姜10克,捣烂绞取汁液,加饴糖50毫升,调匀。一日分2～3次服,每次可加适量开水。功能温肺利气、祛痰止咳。用于肺寒咳嗽,痰多胸闷。

2.**生姜芥菜猪肺汤**:芥菜600克,猪肺1只,枸杞30克,生姜适量。将猪肺洗净成白色,切块,用沸水烫约5分钟,将芥菜切段,生姜去皮。往煲锅内放入清水和生姜,大火煮沸,然后加入芥菜、猪肺,文火煲约2小时,加入调料即可。功能利肺祛痰,用于咳嗽痰多。

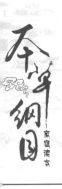

【饮食禁忌】

不宜与鲫鱼同时食用;凡患目疾、疮疡、痔疮或素体热盛的人不宜食用。

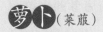
萝卜(菜蔬)

【性味功能】

根味辛、甘,叶味辛、苦,性温,无毒。功能清热生津,凉血止血,化痰止咳,利小便,解毒。子味辛、甘,性平,无毒,功能消食除胀,降气化痰。

【应　用】

1.**反胃**。用蜂蜜煎萝卜细细嚼咽,可使胃气和顺。

2.**尿路结石**。萝卜切片,泡于蜂蜜中,稍等片刻即取出,翻烤数次,不可烤焦,细嚼后用盐汤送服。每日服3次。

3.**全身浮肿**。用萝卜、浮小麦等分,泡汤饮用可利水消肿。

4.**口腔溃疡**。用萝卜取汁反复漱口。

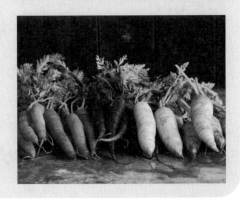

非常有效。

5.火烫伤。用生萝卜捣汁后敷涂患处。

6.便秘。炒萝卜100克,加水捣烂,加皂荚末6克服用,大便即通。

【食 疗】

1.鲜萝卜汁:鲜萝卜250克,切碎略捣,绞取汁液,冷服。每次2匙,每日2～3次,亦可加适量蜂蜜或白糖调味。本方能清热生津止渴。用于热病口渴或消渴多饮;用于胆石症,可防止胆石形成。此外,若遇煤气中毒(一氧化碳中毒),轻者亦可速用萝卜汁频频灌服。

2.萝卜膏:萝卜1000克,切碎,以水300毫升煎熬半小时左右,去渣浓缩至100毫升,另用明矾10克(以水溶化),蜂蜜100克,与萝卜汁混匀,共煮沸后,待冷备用。早晚空腹时服用,每次50毫升。本方有凉血止血之效。用于肺结核咯血或肺热咳血。

3.糖渍萝卜:大萝卜250克,切片,放碗中,加饴糖或白糖2～3匙,搁置一夜,即浸渍成萝卜糖水,频频饮服。亦可用萝卜绞汁加糖服,或用萝卜切片,煎汤代茶饮。本方有化痰止咳和润肺利咽之效,用于急慢性支

气管炎和百日咳,咳嗽痰稠、肺胃有热、咽喉痛亦可应用。

4.萝卜生姜汁:萝卜250克,生姜30克,分别切片捣烂绞汁,频频含咽。本方能清热利咽,化痰,用于痰热咳嗽,失音。

5.萝卜菜汤:萝卜连叶500克(干者250克),煎汤频服,或每日3～4次。本品解毒治痢,止泻之效颇好,用于痢疾、热泻、腹泻作痛。

6.鲜萝卜片:鲜萝卜60克,切片嚼食。萝卜生用亦能消食,又能清胃热。用于食积化热,反胃冒酸。

【饮食禁忌】

青萝卜为寒凉蔬菜,阴胜偏寒体质者、脾胃虚寒者不宜多食;胃及十二指肠溃疡、慢性胃炎、单纯甲状腺肿、先兆流产、子宫脱垂等患者应少食青萝卜;服用人参、西洋参时不要同时吃萝卜,以免药效相反,起不到补益作用。

生姜

【性味功能】

味辛,性微温,无毒。功能发汗解表,温中止呕,温肺止咳,解鱼蟹毒,解

药毒。

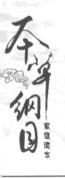

【应　用】

1.胃虚不能食。用姜汁半杯,生地黄汁少许,蜜1匙,水40毫升,和服之。

2.慢性咳嗽。生姜汁10毫升,蜜1匙,煎后温服,一日3次。

3.呕吐不止。生姜30克,醋40毫升,用水煎取80毫升,连残渣一起服用。

4.腹胀腹痛。将生姜250克,捣烂后取汁,把剩下的渣炒热,用布包裹后熨疼痛处。等渣冷却后加汁再次炒热,继续推熨。

5.腋下狐臭。用生姜汁涂搽于腋下,可断根。

6.白癜风。用生姜反复擦患处。

7.两耳冻疮。用生姜捣烂取汁后熬成膏涂搽于冻疮处。

【食　疗】

1.当归生姜羊肉汤:当归20克,生姜30克,羊肉500克,黄酒、调料适量。砂锅中备半锅水,倒入当归、生姜、羊肉,配上料酒、盐,置火上炖1~2个小时。本品具有温中补血、祛寒强身之功。适用于神疲乏力、面色苍白、畏寒怕冷等阳气虚弱的人群。

2.姜丝萝卜汤:生姜25克,萝卜50克。生姜切丝,萝卜切片,两者共放锅中加水适量,煎煮10~15分钟,再加入红糖适量,稍煮1~2分钟即可。每日1次,热服。功能祛风散寒解表。

3.生姜泡茶:生姜9克,绿茶9克,以开水冲泡即可饮用。每日1剂,不拘时频饮。具有辛温散寒,固肠止泻的作用。用于肠胃虚寒,腹痛腹泻。

4.生姜饴糖汤:生姜30~60克,饴糖30克。加水煎成浓汤,趁温热徐徐饮。本方以生姜温肺化痰、止咳,饴糖润肺,用于虚寒性咳嗽咯痰。

5.紫苏生姜汤:紫苏叶30克,生姜9克。加水煎汤饮。本方取紫苏叶发汗、解表散寒,用生姜以增强其作用。不仅便于服用,且有益胃气、助发汗的作用。

【饮食禁忌】

凡属阴虚火旺、目赤内热者,或患有痈肿疮疖、肺炎、肺脓肿、肺结核、胃溃疡、胆囊炎、肾盂肾炎、糖尿病、痔疮者,都不宜长期食用生姜;不要吃腐烂的生姜,腐烂的生姜会产生一种毒性很强的物质,可使肝细胞变性坏死,诱发肝癌、食道癌等。

干姜

【性味功能】

味辛,性温,无毒。功能温中散寒,回阳通脉,温肺化饮。

【食　疗】

1. **干姜花椒粥**:干姜5片,花椒3克,粳米100克,红糖15克。花椒、姜片用白净的纱布袋包,加粳米、清水煮沸,30分钟后取出药袋,再煮成粥。每日早晚各1次,长期服食始可见效。用于治疗胃下垂。

2. **姜艾薏苡仁粥**:干姜、艾叶各10克,薏苡仁30克。前2味用水煮取汁,将薏苡仁煮粥至八成熟,入药汁同煮至熟。适用于寒湿凝滞所致的前列腺炎。

3. **干姜枸杞鲤鱼**:取雄鲤鱼1尾(约500克),与干姜、枸杞各10克,同煎煮,加料酒、盐、味精适量调味即成。用于治疗由于肾阳虚衰引起的阳

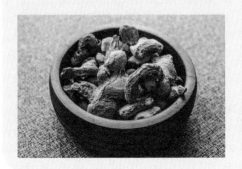

痿、畏寒肢冷、腰膝酸软、倦怠等。

4. **姜红茶**:红茶10克,生姜20克,红糖10克,开水1000毫升同煮,1天喝4杯。生姜使身体产热,并且提高新陈代谢,可助减肥、排便,红茶可使身体保暖,改善水肿。两者加在一起,既可减肥又能改善水肿。

5. **内金干姜羊肉汤**:羊肉250克,干姜15克,鸡内金12克,红枣5粒。羊肉洗净切块,放入热锅内炒干血水;干姜、鸡内金、红枣(去核)洗净,与羊肉一齐放入砂煲内,加清水适量,武火煮沸后,改用文火煲2小时,调味供用。用于慢性肠炎、慢性胃炎属脾胃虚寒者。

【饮食禁忌】

阴虚内热、血热妄行者忌服;孕妇慎用。

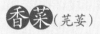**香菜**(芫荽)

【性味功能】

根、叶味辛,性温,微毒;子味辛、酸,性平,无毒。功能发表透疹,消食开胃,止痛解毒。

【应　用】

1. **痘疹不透**。香菜20克,切碎,放入

400 毫升酒中煮沸，盖严勿令漏气。待冷却后，去渣，含酒轻喷患儿颈背直至两足，勿喷头面，使痘疹发出。

2.牙齿疼痛。用香菜子 500 克，加水 1000 毫升煮取 200 毫升，漱口用。

【食 疗】

1.香菜葱白汤：香菜 15 克，葱白 15 根，生姜 9 克。将香菜、葱白、生姜分别洗净，切碎共放锅中加清水适量煎煮 10～15 分钟，去渣取汁饮服即可。每日 2 次，连服 2～3 日。功能发表散寒，用于风寒感冒。

2.香菜梗炒肚丝：熟猪肚 200 克，香菜 150 克，清油 1000 克，料酒 25 克，盐 3 克，味精 5 克，米醋 10 克，葱、姜丝、蒜片各 2 克，香油 10 克。将熟猪肚洗净，切成细丝，放入沸水锅里焯一下，捞出沥水待用。将香菜择洗干净，去叶切成寸段，待用。锅置旺火上，放油烧至六成热时，将肚丝滑油，然后将肚丝捞出沥油，原锅中留些许底油，烧至七成热时，将肚丝、香菜段及调味料加入，快速颠锅拌匀，然后勾芡、淋油，出锅装盘即成。适用于大小肠出血、便血等。

3.盐水香菜：香菜 300 克，盐 5 克，熟火腿 50 克，白糖 3 克，味精 3 克，姜汁 10 克，香油 5 克。将香菜去根后择洗干净，切成段，放在碗里，加上盐腌 10 分钟，把熟火腿切成丝，放在碗里，待用。把腌好的香菜段压去盐分，加入火腿丝、白糖、味精、姜汁与香油调拌均匀，装盘即成。生津开胃。

【饮食禁忌】

患口臭、狐臭、严重龋齿、胃溃疡、生疮者少吃香菜；麻疹已透或虽未透出而热毒壅滞者不宜食用。

胡萝卜

【性味功能】

根味甘、辛，性微温，无毒。功能健脾消食，补肝明目，清热解毒，透疹，降气止咳。

【食 疗】

1.菊花胡萝卜汤：菊花 6 克，胡萝卜

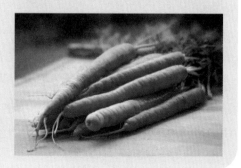

100 克,葱花 5 克,食盐适量,味精 2 克,清汤适量,香油 5 克。胡萝卜洗净切成片,放入盘中待用。注入清汤,放入菊花、食盐、胡萝卜后煮熟。淋上香油,撒入味精,出锅后盛入汤盆即可。功能清热解毒、滋肝、养血、明目,常食可防止眼目昏花。

2.**胡萝卜炖羊肉**:胡萝卜 300 克,羊肉 180 克,水 1200 毫升,料酒 3 小匙,葱姜蒜末各 1 小匙,糖与盐各适量,香油半小匙。胡萝卜与羊肉洗净沥干,并将胡萝卜及羊肉切块备用。将羊肉放入开水余烫,捞起沥干。起油锅,放入 5 大匙色拉油,将羊肉放入大火快炒至颜色转白。将胡萝卜、水及其他调味料(除香油外),一起放入锅内用大火煮开。改小火煮约 1 小时后熄火,加入香油即可起锅。本品长期食用可补中益气,预防手脚冰冷,帮助消化,止咳。

3.**胡萝卜生姜汁**:胡萝卜 1 根,芹菜 1 根,生姜 1 小块,鲜辣椒 1 个。将所有材料清洗干净,其中生姜去皮,辣椒去蒂和子。将洗净的材料放入榨汁机中榨汁,搅拌均匀,除去渣滓,倒入玻璃杯中,即可饮用,如果觉得太辣,也可以加入适量的白开水调味。在印度瑜伽饮食中,生姜和鲜辣椒具有调节人体新陈代谢的作用,是有减肥功能的食物。

4.**牛骨枸杞胡萝卜汤**:牛骨头 250 克,枸杞子 50 克,胡萝卜 150 克。将牛骨头砸碎,胡萝卜洗净切块,枸杞子洗净,同置锅中加水适量,文火煮,使骨髓充分溶解于汤中,酌加少许姜、鱼露、味精调味即可。饮汤吃枸杞子、胡萝卜。本品功能填精益髓,养血荣发,用于精血亏虚所致的头发易裂易断易脱。

5.**胡萝卜汁**:胡萝卜 250 克,切片,加盐少许,用水煮烂,去渣取汁服。每日 3 次。亦可用胡萝卜以水煎汤,放适量红糖,溶化后服。取胡萝卜健脾消食作用,用于小儿消化不良,食欲不振,腹部胀满。

6.**胡萝卜猪肝汤**:胡萝卜 250 克,切片,以水煮熟,猪肝 120 克,切片后下,待肝熟时加生姜、食盐、猪脂少许调味。本品与富含维生素 A 的猪肝同用,大能补充人体维生素 A 的不足,用于夜盲症,疳疾上目(小儿疳疾,眼目受病,黄昏后视物不清)。

7.**胡萝卜大枣汤**:胡萝卜 120 克,大枣 10 枚,以水 3 碗煎汤 1 碗,分 2～

3次服。亦可用本品煎汤,加饴糖60克溶化,搅匀服。用于百日咳,或慢性支气管炎、干咳咽痛等症。

【饮食禁忌】

脾胃虚寒者,不可生食。

芹菜

【性味功能】

味甘,性平,无毒。功能清热除烦,平肝,利水消肿,凉血止血。

【应　用】

1.小儿上吐下泻。将芹菜切细,煮汁饮服。

2.小便淋漓涩痛。将水芹菜(有白根者)去叶,捣烂取汁,加水兑服。

3.小便出血。将水芹捣汁,一天服6～7次,每次50毫升左右。

【食　疗】

1.芹菜炒干丝:芹菜250克,豆干300克,葱白、生姜适量。芹菜洗净切去

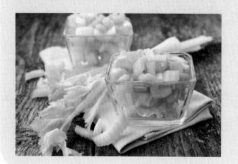

根,切段;豆干切丝,葱切段,生姜拍松,炒锅置火上,倒入花生油,烧至七成热,下姜葱,加精盐,倒入豆干丝再炒5分钟,加入芹菜一齐翻炒起锅即成。本品功能降压平肝,通便,适用于高血压,大便燥结等病证。

2.芹菜拌核桃:芹菜250克,核桃仁50克。将芹菜切成细丝,放入开水锅内后捞出放入盘中,放洗净的核桃仁及少许精盐、香油拌匀即可。本品具有润肺、清热、定喘的作用。

3.芹菜粳米粥:芹菜40克,粳米50克,葱白5克。锅中倒入花生油烧热,加葱,放入米、水、盐,煮成粥,再加入芹菜稍煮,调味即可。本品功能清热利水,用于高血压、水肿患者的辅助食疗。

4.鲜芹苹果汁:鲜芹菜250克,苹果2个。将鲜芹菜放入沸水中烫2分钟,切碎与青苹果一起榨汁,每次1杯,每日2次。本品具有降血压、平肝、镇静、解痉、和胃止吐、利尿等作用,适用于眩晕头痛,颜面潮红,精神易兴奋的高血压患者。

5.鲜芹液:鲜芹菜250克,切细绞取汁液,每次服1茶杯,每日2次。本方有较好的清热平肝等作用,用于

肝热或肝阳上亢而见眩晕头痛、烦热面赤等症,现代用于高血压病。

6.芹菜大枣汤:鲜芹菜(下段茎)60克,大枣 30 克,加水煎汤,一日分 2 次服用。本方有降血压和降低胆固醇的疗效,用于高血压病、冠状动脉硬化性心脏病、血清胆固醇过高的病人。

7.芹菜车前汤:芹菜 15 克,大麦芽 25 克,车前子 10 克。加水煎汤服。本方用芹菜清热除烦,大麦芽除烦调中,车前子利尿,对小儿发热、内有湿热者较为适宜。

【饮食禁忌】

芹菜性凉质滑,故脾胃虚寒、肠滑容易腹泻者食之宜慎。

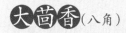（八角）

【性味功能】

味辛,性平,无毒。功能温阳散寒,理气止痛。

【性味功能】

味辛、苦,性温。功能散寒止痛,理气

和胃。

【应　　用】

腰部扭伤疼痛。小茴香研为细末,每次用酒调服 6 克。

【食　　疗】

小茴香粥:小茴香 10～15 克,粳米 50～100 克。此粥具有行气止疼、健脾开胃、通乳的功效。适用于胃寒呕吐、食欲减退、脘腹胀气及乳汁缺乏等症的辅助治疗。

【饮食禁忌】

气阴亏虚者、孕妇慎用。

【性味功能】

味甘,性凉,无毒。功能补血止血,利五脏,通血脉,止渴润肠,滋阴平肝,助消化。

【应　　用】

糖尿病。菠菜根、鸡内金等分研为细

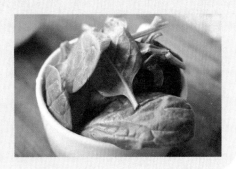

末,用米汤送服 3 克,一日 3 次。

【食 疗】

1.菠菜粥:菠菜、大枣各 50 克,粳米 150 克。将粳米、大枣洗净,加水熬成粥。熟后再加入菠菜,煮沸即可。本粥品健脾益气,养血补虚,常用于治疗缺铁性贫血,每日 1 次,连服数日。

2.菠菜拌藕片:菠菜、鲜藕各 150 克,将菠菜洗净,入沸水中稍焯,鲜藕去皮切片,入开水余断生;以上二物加入盐、麻油、味精拌匀即可。本凉菜清肝明目,适用于肝血不足所致的视物不清,头昏肢颤等病证。

3.菠菜羊肝汤:鲜菠菜、羊肝各 50 克,将菠菜洗净切段,羊肝切片;锅内加水约 500 毫升,烧沸后入羊肝,稍滚后下菠菜,并放入适量盐、麻油、味精,滚后即可。吃羊肝、菠菜并喝汤。此汤具有养肝明目的功效,适用于视力模糊、两目干涩等病证。

4.菠菜汤:菠菜 250 克,切段,煮汤;加少许食油或芝麻油、酱油和盐调味食。本方以菠菜清热润肠,用于肠胃燥热,心烦口渴,大便秘结。

5.菠菜鸡金汤:鸡内金 10 克,焙研为末;将菠菜根(或菠菜)250 克,切碎,煎汤取汁送服。本方取菠菜根清热生津止渴,鸡内金收涩固肾,对糖尿病有辅助治疗作用。

6.凉拌菠菜:菠菜 250 克,置沸水中焯过,捞起切段,以芝麻油、酱油、醋、盐调味食。本方取菠菜养肝清热作用。可用于肝虚有热,头昏目眩,面赤,烦热。

【饮食禁忌】

大便溏薄,脾胃虚弱者忌食;肾功能虚弱者,也不宜多吃菠菜;菠菜含草酸较多,不宜与含钙丰富的食物(如豆腐)共煮,否则会形成草酸钙,既不利于钙的吸收,又有碍消化。

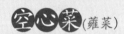
空心菜(蕹菜)

【性味功能】

味甘,性平,无毒。能清热凉血,利尿除湿,解毒。

【食 疗】

1.空心菜汁:空心菜 250 克,切碎捣烂,绞取汁液。每次用 30 毫升,冲入沸水,用蜂蜜调味后服用。本汁有清热凉血、止血作用,用于咳血、衄血或便血、尿血等热证出血。

2.空心菜车前汤:空心菜 120 克,鲜车前 60 克,加水煎汤服。本汤具有清热利尿除湿作用,用于热淋、小便黄赤不利或血淋。

3.空心菜木槿鸡蛋汤:鸡蛋 2 个,用油煎熟,起锅;连根空心菜 250 克,用水煮熟后捞起,再放入鲜木槿花 60 克及煎蛋,一同煮沸即成。可酌加盐调味食用。空心菜配伍木槿花,善于利尿除湿化浊,用于妇女带下。

4.空心菜金银花甘草液:空心菜 1000 克,切碎,捣烂绞取汁液;金银花 30 克,甘草 10 克,煎汤,与前者兑合,大量服用(或灌服)。本方取空心菜解药物或食物毒的作用,配伍金银花、甘草,增强解毒的功效,用于野菌、食物中毒较轻者。

【饮食禁忌】

身体虚弱、体温不足的人不宜多食。

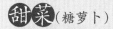 (糖萝卜)

【性味功能】

味甘、苦,性大寒,无毒。功能清热解毒,止血生肌。

【食　疗】

甜菜粥:新鲜甜菜 200 克,粳米 100 克。将鲜甜菜洗净,切碎或捣汁,与洗净的粳米一起放入砂锅,加水煮成粥,分 2 次温服。本粥品清热透疹,健脾益胃,用于小儿麻疹透发不畅。

【饮食禁忌】

糖尿病患者及脾胃虚寒者慎服。

【性味功能】

味甘,性温,无毒。能凉血止血,利尿除湿,清肝明目。

【食　疗】

1.荠菜马苋汤:荠菜花(或荠菜)30 克,马齿苋 60 克,加水煎汤服。功能清热凉血、止血,兴奋子宫。用于妇女崩漏,月经过多,产后恶露不绝,有血热表现者尤为适宜。

2.白茅荠藕汤:荠菜、白茅根各 30 克,藕节 60 克,加水煎汤服。功能清热止血,收涩止血,用于咳血、衄血、吐血、尿血等。

3.荠菜煎鸡蛋:荠菜 120 克,切段,同鸡蛋 1～2 个调匀(可加食盐少许),用食油适量于锅中煎熟,一次食用。本菜清肝明目,并可补益脾胃,用于肝虚有热,眩晕头痛或目昏眼干等。

红苋菜

【性味功能】

味甘,性凉,无毒。功能清肝明目,凉血解毒,止痢。

【应　用】

1.产后赤白痢。用苋菜一把切碎后煮汤,再放入粳米100克,煮粥,服用即有效。

2.漆疮瘙痒。用苋菜煮汤后洗患处。

3.蜈蚣螫伤。用苋菜叶涂搽被螫处。

4.牙痛。苋根晒干,烧焦后研为细末,揩于患处。再用红灯笼草根煎汤后漱口。

【食　疗】

1.紫苋粥:紫苋菜150克,水煮取汁去渣,入粳米60克,煮粥,一次服食。本方清热解毒,治痢,益胃调中,用于湿热泻痢的辅助治疗。

2.炒苋菜:苋菜500克,用食油煸炒,调以食盐、醋、大蒜,随量佐餐食。本菜可健胃进食,解毒治痢,用于痢疾、湿热腹泻。

3.苋菜利水汤:苋菜60克,空心菜100克。切碎,水煎服,或代茶饮。本汤品利尿除湿,用于热淋、小便不利或湿热水肿。

【饮食禁忌】

团鱼与苋菜不能一起食用。

马齿苋

【性味功能】

味酸,性寒,无毒。功能清热解毒,利尿通淋,止血。

【应　用】

1.风湿性疾病。干马齿苋500克,湿马齿苋1000克,五加皮250克,苍术120克,杵碎,以水煎汤洗澡。急性期用葱、姜杵烂,冲热汤3碗,服用,在暖处发汗,痛即能止。

2.蛔虫。用马齿苋煮水1碗,和盐醋

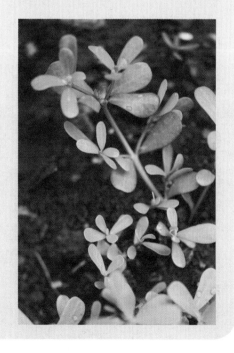

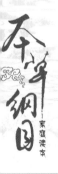

空腹喝下。不久便有虫排出。

3.牙齿肿痛。用马齿苋1把,嚼汁浸于患处,肿即消退。

4.小儿脐疮。用马齿苋烧过,研成末敷涂患处。

5.常年恶疮。用马齿苋捣烂封住患处,或将马齿苋煎浓敷涂。

6.蜈蚣咬伤。马齿苋取汁涂于患处。

【食　　疗】

1.马齿苋粥:马齿苋 250 克,粳米100 克。粳米加水适量,煮成稀粥,马齿苋切碎后下,煮熟。空腹食用。此粥能清热解毒,治痢,止血,益胃和中,用于痢疾便血,湿热腹泻。

2.马齿苋汁:马齿苋 1 把,捣烂,绞取汁液 50 毫升, 加冷开水 200 毫升,白糖适量,顿服,每日服 3 次。功能清热解毒,消痈肿,用于急性阑尾炎轻者。

3.马苋蛋白羹:马齿苋 250 克,捣烂绞汁,鸡蛋 2 个,取鸡蛋清与马齿苋搅匀,冲入沸水,每日分 2 次服用。此羹功能清热解毒利湿,用于赤白带下。

4.马苋鲜藕汁:马齿苋、鲜藕分别绞取汁液,等量混匀。每次服 30 毫升。功能清热止血,利尿,用于尿血、血淋、便血。

【饮食禁忌】

凡脾胃素虚,腹泻便溏之人忌食;孕妇, 尤其是有习惯性流产的孕妇忌食;马齿苋忌与甲鱼同食,否则会使实用者肠胃消化不良、食物中毒等。

苦菜

【性味功能】

味苦,性寒,无毒。功能清热解毒,破瘀活血,排脓。

【应　　用】

1.咽喉肿痛。用苦菜捣汁半碗,开水泡灯心取汁半碗,调匀服用。

2.赤白痢。用苦菜根煮汤服用。

【食　　疗】

1.苦菜菜菔汤:苦菜 100 克,金银花30 克,蒲公英25 克,青萝卜200 克(切片)。四味一起煎煮,去药后吃萝卜喝汤。每日 1 剂。本汤功能清热解毒,用于盆腔炎属湿热瘀毒型。

2.苦菜瘦肉汤:苦菜 100 克,猪瘦肉50 克,生姜 10 克,食盐、大蒜、味精适量。将苦菜、猪瘦肉洗净,生姜切片, 一起煮熟后调味即可, 每日 1剂,分 2 次食完、连续服食 5～7 天,功能清热解毒、凉血散瘀,可用于肝癌患者的调理。

【饮食禁忌】

脾胃虚寒者慎用。

莴苣

【性味功能】

味苦,性凉,微毒。功能利五脏,通经脉,清胃热,清热利尿。

【应　　用】

1.乳汁不通。莴苣子30克,生甘草10克,糯米、粳米各30克,煮粥吃。

2.百虫入耳。用莴苣捣汁滴入耳中,虫自出。

【食　　疗】

1.藕栗炒莴苣:火腿60克,鲜藕100克,鲜莴苣100克,鲜栗子60克。火腿切片,栗子去壳切片,一起炒至半熟时加入切好的藕片,炒至将熟时,放入莴苣。再加调料调味即可。本菜

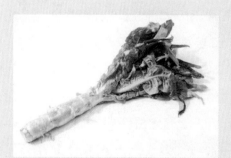

功能清热益气,化瘀散结,用于治疗痤疮。

2.鱼腥草海蜇拌莴苣:鲜鱼腥草100克,莴苣200克,海蜇100克,盐、姜、葱、酱油、醋、芝麻油、大蒜适量。把鱼腥草洗净,海蜇洗净,煮熟,切丝;姜切丝,葱切段。将莴苣去黄叶,剥去皮,洗净,切细丝,加入盐,腌渍20分钟,用手挤干水分,待用。把海蜇、鱼腥草、莴苣、姜、葱、盐、酱油、醋、芝麻油放盆内,拌匀即成。每日1次,每次吃菜100克,佐餐食用。本凉菜功能清热解毒,利湿排脓,用于急性黄疸型肝炎兼肺痈胸痛,咳吐脓痰,小便黄少患者。

3.莴苣炒豆皮:莴苣片200克,豆腐皮100克,西红柿片60克,熟笋片30克,葱花、姜丝、盐、味精、素油适量。将豆腐皮用温水泡软后洗净沥水,切成长方条,将素油入锅加热七成熟,入葱姜煸香,加入莴苣片煸炒至半熟,再放入西红柿、豆腐皮翻炒至熟,放入盐、味精调味即可。本菜可清热利尿,健脾和胃,去脂降压,适用于各种类型的高血脂。

【饮食禁忌】

莴笋中的某种物质对视神经有刺激

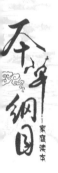

作用，因此有眼疾特别是夜盲症的人不宜多食。

蒲公英

【性味功能】

味甘，性平，无毒。功能清热解毒，消肿散结。

【应　用】

1.急性乳腺炎。蒲公英 30 克，忍冬藤 60 克，捣烂，加水 500 毫升，煎成 250 毫升，饭前服用。

2.痈疖疔疮。蒲公英、野菊花、金银花、地丁草各 30 克，加水 500 毫升煎至 250 毫升服用。

3.蛇咬伤。可将蒲公英捣烂敷于患处。

4.肺脓肿。蒲公英 60 克，桔梗 10 克，鱼腥草 30 克，白糖适量，水煎服。

5.慢性胃炎。蒲公英 60 克，猪肚 1 个，洗净加水炖烂，分 2 次食用。

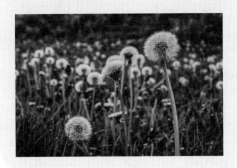

【食　疗】

1.蒲公英粥：蒲公英 60 克，粳米 100 克。先将蒲公英煎汁，去渣后放入粳米同煮为粥。可作早餐食用。本粥功能补益肝肾，清肺和胃，乌发，固齿。

2.蒲公英菊花茶：菊花 15 克，蒲公英 30 克，金银花 30 克，甘草 3 克，绿豆 20 克。将上述各味共放入锅中，水煎去渣取汁即成。每日 1 剂，连服 7 日为 1 个疗程。功能清热解毒，抗菌消肿，可用于急性乳腺炎的辅助治疗。

3.蒲公英汁：鲜蒲公英 120 克，白糖 15 克。将鲜蒲公英洗净，捣烂，以纱布包后取汁，加入白糖即成。每日 1 剂，分 2 次服。本品功能清热解毒，消痈散结，适用于暑疖红、肿、热、痛、破流脓水、便秘溲赤，舌苔黄腻，脉滑数等症。

【饮食禁忌】

阳虚外寒、脾胃虚弱者忌用。

金针菜 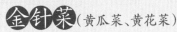（黄瓜菜、黄花菜）

【性味功能】

味甘、微苦，性微寒，无毒。功能清热凉血，利湿热，安神，明目。

【食疗】

1.黄花菜藕节汤：黄花菜 60 克，加鲜藕节 30 克或茅根 15 克，加水煎服。功能凉血止血，用于咯血、呕血和鼻出血。

2. 黄花菜炖猪蹄：鲜黄花菜根 60 克，与猪蹄 1 个同煮食。功能清热解毒，用于急性乳腺炎。

3.黄花菜茅根汤：黄花菜 50 克，鲜白茅根 30 克，加水煎汤，代茶饮。本方以鲜白茅根清热凉血止血，与黄花菜配用以增强止血之效，用于血热出血，衄血、咯血、吐血，或便血，口渴心烦。

4.黄花菜合欢汤：黄花菜 30 克，合欢花 10 克。水煎半小时去渣，加蜂蜜适量，同煎 2～5 分钟即成，睡前饮服。本方中取黄花菜除烦安神，合欢花安神解郁，共奏除烦解郁安神之效。用于虚烦不安，夜不能眠。

【饮食禁忌】

患有皮肤瘙痒症者忌食；黄花菜含粗纤维较多，肠胃病患者慎食。

【性味功能】

味辛，性微温，有小毒。功能清热解

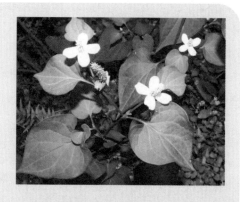

毒，排脓消痈，利尿通淋。

【应　用】

1.背部长疮红肿。将鱼腥草捣烂后取汁涂于患处，当中留孔以让热毒外泄。

2.痔疮肿痛。用鱼腥草一把，煎汤后熏洗患处。洗后，将鱼腥草包裹后敷于患处。

3.疔疮疼痛。将鱼腥草捣烂敷于患处。初敷的一段时间，会感觉疼痛，需忍住，不可去除药。痛后一二日即愈。

4.疟疾。鱼腥草一握，捣烂后用绢布包，周身摩擦，睡后出汗即愈。

【食　疗】

1.凉拌鱼腥草：鱼腥草 250 克，精盐、味精、花椒粉、辣椒油、白糖适量。将鱼腥草去杂洗净，切成段，再用盐水泡 5 分钟，放入味精、精盐、花椒粉、辣椒油、白糖，拌匀后即可。本品功能清热解毒,利尿消肿,对上呼吸道感染、肺脓疡、尿路炎症、乳腺炎、蜂窝组织炎、中耳炎、肠炎等有一定疗效。

2.鱼腥草蒸鸡:嫩母鸡1只,鱼腥草200克,精盐、味精、胡椒粉、葱段、姜片适量。将鸡宰杀,去毛和内脏,洗净,放入沸水锅内焯一下。将鱼腥草去杂洗净切段。将全鸡、精盐、姜、葱、胡椒粉和适量清水放入汤盆,放入笼屉蒸至鸡熟透,再加入鱼腥草、味精,略蒸即可。本品功能消炎解毒、温中益气,可作为肺脓疡、虚劳瘦弱、水肿、脱肛等病证患者的辅助食疗。

3.鱼腥草肉丝:猪肉200克,鱼腥草100克。精盐、味精、姜丝、湿淀粉、猪油、鲜汤适量。将猪肉洗净切丝,加盐、湿淀粉拌匀。鱼腥草去杂洗净切段;盐、味精、湿淀粉、鲜汤兑成汤汁。锅放油烧至六成热,下肉丝炒,放鱼腥草炒几下,烹入兑好的汁,翻炒几下即可。

【饮食禁忌】

脾胃虚寒者勿多食。

蕨

【性味功能】

味甘,性寒,无毒。功能清热利湿,消肿,安神。

【食　疗】

1.蕨菜炒玉兰:蕨菜300克,玉兰片(即茭白片)100克,红辣椒、盐、鸡精、白砂糖、酱油、淀粉、料酒、植物油、香油、大葱、姜适量。将蕨菜掐去硬梗,洗净后放入沸水中焯一下,捞出过凉,切段;将葱切花,姜切成细末;玉兰片切丝。炒锅烧热放入植物油,烧五成热时,投入姜末、葱花煸出香味,下入玉兰片丝煸炒片刻,加入高汤,调入盐、酱油、味精、白糖、料酒,用中火烧至汤汁不多时,加蕨菜翻炒变色,用水淀粉勾芡,淋上香油出锅即成。本品功能清热解毒,可用于便秘和癌症的预防。

2.蕨菜烩五丝:鲜蕨菜200克,火腿肉、香菇、柿子椒、冬笋各30克,姜、黄酒、精盐、味精、胡椒粉、猪油、麻油各适量。将鲜蕨菜洗净,切成段,用沸水滤后,再用冷水过凉,沥干。火腿肉、香菇、柿子椒、冬笋、姜均切成丝。炒锅置旺火上,下猪油,烧至七成热时，先投入冬笋，炒匀后加盖焖片刻，然后放火腿肉、香菇、柿子椒，再放入蕨菜炒熟即可起锅。本品可用于预防高血压。

3.蕨菜木耳肉片：蕨菜 15 克，以水浸泡后切段，木耳 6 克，用水泡发，瘦猪肉 100 克，切片，用湿淀粉拌匀，待锅中食油煎熟后放入，炒至变色，即加入蕨菜、木耳及盐、酱油、醋、白糖、泡姜、泡辣椒等翻炒均匀。蕨菜、木耳质滑润而能利肠道，但性偏寒凉，唯与肉同炒，则较平和而味鲜美。用于老人、虚人津血不足，肠燥便秘或大便不利。

【饮食禁忌】

脾胃虚寒者慎用，妇女经期慎用。

芋

【性味功能】

味辛，性平，有小毒。功能消疬散结。

【食　疗】

1.芋头粥：鲜芋头 200 克，粳米 200 克煮粥食。用于治疗淋巴结核和慢性淋巴结炎。

2.芋头鲫鱼汤：鲜芋头 250 克，鲫鱼 500 克，加水同煮至烂熟，放胡椒、猪脂、食盐调味服食。用于脾胃虚弱，乏力纳差者。

3.芋头蒸猪排：猪排 250 克，芋头 500 克，料酒、盐、姜适量。将猪排洗净，切成小块，将芋头去皮，切块。将芋头放入盆的下方，上面盖上猪排，加料酒、姜、盐，上屉蒸熟，即可食用。对慢性肝炎、肠道病、结核病等病的恢复有滋补作用。

【饮食禁忌】

芋头含较多淀粉，一次不能多食，多食有滞气之弊，生食有微毒。

【性味功能】

味甘，性温、平，无毒。功能益肾气，健脾胃，止泻痢，化痰涎，润皮肤。

【应　用】

1.心腹虚胀，手足厥逆，不思饮食。将炒山药、生山药等分，研为细末。

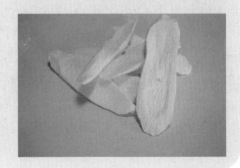

每次服用 6 克,用米汤调服。一天服用 2 次。

2.咳痰气喘。用捣烂的生山药半碗,加甘蔗汁半碗,和匀,一次饮服。

3.手足冻疮。用山药 1 根,磨成泥敷于冻疮处。

【食　疗】

1.山药红枣粥:山药 100 克,切成颗粒,大枣 30 克,粳米 100 克,加水煮成稀粥。用糖调味服食。本品功能补益脾胃,滋养营血,用于脾胃虚弱,饮食减少,消化不良。

2.怀山药蛋黄粥:怀山药粉 200 克与鸡蛋黄 3 个调匀后加适量水,煮成粥食用。本粥功能健脾止泻,适用于大肠滑泄不固,泄泻日久等。

3.参苓怀山药汤圆:人参、茯苓、怀山药各 15 克蒸熟后共捣成泥状,与豆沙泥 30 克,白糖、熟猪油适量制成汤圆馅,与揉好的糯米粉包成汤圆,下开水锅中煮熟即可食用。汤圆具有补脾健胃,益气补肾的作用,适用于消化不良,气短懒言,腰膝酸软等症。

4.淫羊藿怀山药面:鲜怀山药 300 克,蒸熟去皮,捣成泥状;淫羊藿 120 克,水煎去渣,取药汁与龙眼肉 100

克加水同煮,煮好后加入适量酒和酱油调味,与山药泥搅拌调匀,将汤煮成米汤状,分别装入 5 个大碗内作面汤用,将煮熟的面条趁热放入汤内调和食用。本品有健脑强身,增强记忆力之作用。

5.山药粉:干山药一半炒熟,一半生用,研为细末。每次 30 克,加白糖适量,用米汤调和饮下。山药半炒半生,既补脾气又益脾阴,用于治疗脾胃虚弱,呕吐不思食,脘腹胀满。

6.山药蔗汁糊:鲜山药 60 克,切碎,捣烂,加甘蔗汁半碗和匀,在火上炖熟服用,本方能润肺而化痰。用于久病咳喘,痰少或无痰,咽干口燥等。

【饮食禁忌】

大便燥结者不宜食用;另外有实邪者忌食山药。

【性味功能】

味甘,性平,无毒。功能益气健脾,养阴补肾。

【食　疗】

1.甘薯红糖汤:番薯 500 克,红糖 50 克,加水适量煮至熟透即可食用。用于酒湿所伤引起的黄疸、泄泻，也可以作为病毒性肝炎脾虚湿盛者的辅助治疗。

2.甘薯蜂蜜饮： 干番薯片 120 克，研磨成粉，加水调匀，以小火煮至汤汁变稠时，加蜂蜜 100 克，一同煮熟即成。可用于痢疾的辅助治疗。

【饮食禁忌】

甘薯最好不要和柿子、香蕉一起服用。

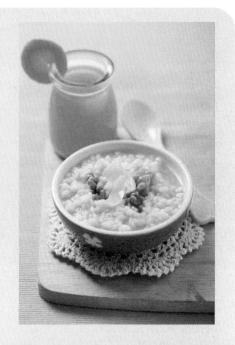

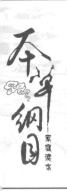

【性味功能】

味甘，性平，无毒。功能养阴润肺，清心安神。

【应　　用】

1.肺热咳嗽。百合 120 克，加蜜蒸软，可经常取 1 片含于口中。

2.咯血。将百合捣烂取汁，用开水送服。也可以将百合煮熟后食用。

3.天疱疮。生百合捣烂后涂患处；或用百合花晒干后研为细末，加菜油调和后敷患处。

【食　　疗】

1.百合山药粥：山药、百合、粳米各50 克，冰糖适量。将山药洗净、刮去

外皮，切成薄片；百合分离成片后，清水浸出白沫后捞出；粳米淘洗干净。一起放入锅中，加水适量，煮成粥，加入冰糖调食。早晚各一次，连服半个月为一疗程。可用于肺结核患者服食。

2.冰糖百合小米粥：百合 50 克，小米100 克，冰糖少许。将百合和小米淘洗干净，慢火煮成粥。食粥前将冰糖溶化调和，分 2 次服。功能润肺止咳，养心安神，治喉燥干咳，口干寐差。

3.母鸡百合粳米饭：黄母鸡 1 只，鲜百合 50 克，粳米饭 1 小碗，料酒、生姜、精盐等调料。先将黄母鸡宰杀褪毛及去肚肠，并清洗干净，然后将

洗净的百合和粳米饭一并装入鸡腹腔内,以线缝合好,放入锅中,加料酒、生姜、食盐等调料,文火炖熟后,开肚,取出粳米饭,食肉、食饭、饮鸡汤。本品功能补血养血,开胃进食,治产后因出血过多,致使身体虚弱而出现的头晕目眩,精神疲乏,乳汁不足等症。

4.**百合杏仁汤:**百合 30 克,甜杏仁 12 克,莲子 30 克,核桃肉 30 克,蜂蜜 30 克,生姜汁 3～5 滴。以上各味淘洗干净,盛于盆中,放入蜂蜜、姜汁,隔水文火炖熟。嚼食百合、杏仁、莲子、核桃肉等物,并喝汤。每天 1 次,连服 7 天。本品润肺益肾,止咳平喘,适宜于肺虚久咳不愈,面色苍白,神疲乏力,头晕目眩者食用。

5.**蜂蜜蒸百合:**百合 120 克,蜂蜜 30 克。拌和均匀,蒸令熟软,时时含数片,咽津、嚼食。百合、蜂蜜同用,更能补肺润燥,百合又兼可清热。适用于燥热咳嗽,咽喉干痛患者。

6.**百合地黄汤:**百合 60 克,生地黄 30 克。加水煎汤服。百合润养心肺,生地黄凉血清热。用于精神异常患者出现精神恍惚,虚烦不安,口苦,小便赤,脉微数。

【饮食禁忌】

感冒风寒咳嗽者忌食;脾胃虚寒,腹泻、便溏者忌食。

竹笋

【性味功能】

味甘,性微寒,无毒。功能化痰下气,清热除烦,通利二便。

【食　　疗】

1.**炒竹笋:**鲜竹笋 300 克切成薄片,放入开水中略煮片刻,捞起放入清水中浸泡,沥干,起油锅,至 7 成热,放入竹笋爆炒,加适量食盐调味食用。本品功能清热,消痰,镇静,适用于小儿痰热惊痫,发热头痛,痰多脘闷,腹脘胀气,妊娠眩晕等症。

2.**竹笋粥:**竹笋、大米各 100 克,调味品各适量。将竹笋洗净切碎,大米淘净后加清水适量煮为稀粥,待沸时调入竹笋及调味品等,煮至粥熟服食,每日 1 剂。本品功能清热化痰,适用于痰热内蕴,咳嗽痰多,口干喜饮,大便秘结,小便短赤等症。

3.**竹笋炒瘦肉:**竹笋 100 克,猪瘦肉 150 克,调味品各适量。将竹笋,瘦肉洗净,切成丝,锅中放菜油烧至 7 成热后，下葱姜爆香，再下肉丝翻炒片刻，最后下竹笋及调味品等，炒至熟后即可服食，每日 1 剂。本品功能和胃行气，适用于脾胃气滞，食欲不振，大便秘结等症。

4.凉拌鲜笋：鲜嫩竹笋 60 克，煮熟切片，用生姜（切成细粒）、芝麻油或熟食油、醋、食盐拌食。本方取鲜竹笋清热化痰、下气，辅以生姜化痰止咳，用于热痰咳嗽、胸膈不利。

5.鲜笋粥：鲜竹笋 60 克，煮熟切片，用粳米 50～100 克，以水适量同煮成稀粥，加猪脂、食盐调味食。本方专取竹笋滑大肠之功。可用于大肠有热，便结难通。

【饮食禁忌】

竹笋过敏者忌服，有上消化道出血病史者慎服。

茄

【性味功能】

味甘，性微寒，无毒。功能清热凉血，消肿解毒。

【食　疗】

1.白茄汤：白茄子 60～120 克，加水煎煮，去渣取汁，加蜂蜜 30 克，混

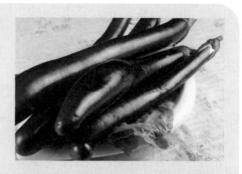

匀。分 2 次服用。本方取白茄子清热肃肺，用蜂蜜润肺止咳，用于燥热咳嗽或肺虚久咳，痰少或无痰。

2.茄子酒：茄子大者 1 个，用草纸浸湿后包裹，于火内煨熟，趁热放入瓶内，以酒浸泡，密封 2 日后，去渣，暖酒空腹服。本方取茄子凉血止血，酒浸以助药力。用于久患肠风便血者。

3.黄茄散：老黄茄大者，切厚片，焙研为末。每次用 2～3 克，温酒调服。本方取茄子散血消肿、止痛的作用，温酒调服，以助活血散血，用于跌扑损伤、青紫肿痛。

【饮食禁忌】

脾胃虚寒之人不宜多食；肠滑腹泻者，慎服。

葫芦

【性味功能】

味甘，性平，无毒。功能清热润肺，利

水通淋。

【食　疗】

葫芦汁：鲜葫芦1个，捣烂，绞取汁液。每次用1小碗，加入适量蜂蜜调服。单用鲜葫芦汁，可充分发挥其清热利水或润肺的功效。用于水肿、小便不利，湿热黄疸，或肺燥咳嗽等。

【饮食禁忌】

脾胃虚寒者，不宜服食。

冬瓜

【性味功能】

味甘，性微寒，无毒。具有清热化痰，除烦止渴，利尿消肿的作用。

【应　用】

1.**糖尿病口干**。将冬瓜烧熟，榨汁饮服。

2.**热毒、痱子**。用冬瓜切片涂搽患处。

3.**糖尿病**。用干冬瓜瓤30克煎水服。

【食　疗】

1.**冬瓜粥**：冬瓜100克，大米50克。先将冬瓜去瓤连皮洗净，切成块状，大米淘洗干净，一起放入锅中加水1500毫升，先武火煮沸，后文火慢煮，至瓜烂米熟粥稠即可。有清热利尿、减肥之功效，适用于暑热烦闷、水肿、肺热咳嗽等病证。

2.**冬瓜太金汤**：冬瓜300克，咸肉或火腿50克，太子参30克，金银花10克，味精、葱花等调料适量。冬瓜洗净切成薄片，咸肉或火腿切片。太子参、金银花放在一起，用水煎煮至太子参软烂，金银花取出弃去，药汁澄清备用，放入咸肉或火腿、冬瓜加水煮熟，后入太子参、味精和葱花，并兑入少量澄清的药汁，煮沸即成。具保健、养颜、瘦身、清暑、益气之功效。

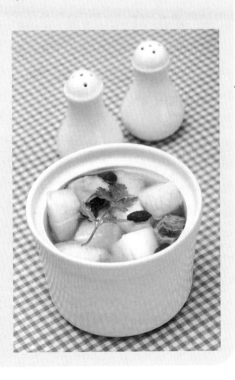

3.冬瓜炒蒜苗：冬瓜 400 克，蒜苗 100 克，植物油 30 毫升。先将蒜苗洗净，切成段，冬瓜去皮、瓤，洗净，切成小块状；再将炒锅放置火上，加油烧至七成热，投入蒜苗略炒，再放冬瓜块炒熟，加调料适量，淀粉调汁勾芡，最后加味精起锅。此菜具有利肺化痰的功效，适用于肺中有痰，肺气不利所致咳嗽气喘等。

4.冬瓜银耳羹：冬瓜 200 克，银耳 50 克。先将冬瓜去皮、瓤，切成块状；银耳用水泡发，洗净；锅放火上加油烧成六成热，把冬瓜倒入煸炒片刻，加汤、盐、烧至冬瓜将熟时，加入银耳、味精、黄酒调味即成。本品功能清热生津，利尿消肿，适宜于高血压、心脏病、肾炎水肿等患者服食。

5.蒸冬瓜汁：嫩冬瓜（未脱花蒂）1 个，于一头切一盖子，去瓤，填入冰糖适量，再以盖子封固，放蒸笼蒸取汁液，分 2 次饮。本方取冬瓜清热化痰、下气之功，用于痰热喘咳或哮喘。

6.鲜冬瓜汁：冬瓜 1 个，去皮及瓤，切块，捣汁，每次约服 1 杯，每日 2～3 次。亦可煨熟取汁饮之。用于治热病口渴、消渴及热痢口渴等。

7.冬瓜利水减肥汤：冬瓜 500 克，切厚片，煮汤食。可略加芝麻、食盐调味。用于水肿小便不利、单纯性肥胖。

【饮食禁忌】

冬瓜性寒凉，脾胃虚寒易泄泻者慎用；久病与阳虚肢冷者忌食。

【性味功能】

味甘，性温，无毒。功能补中益气，化痰排脓，驱蛔虫。

【食　疗】

1.南瓜汤：南瓜 300 克，将南瓜去皮、瓤，洗净切成块，往锅中加水 500 毫升，煮至瓜熟，加入调料即可。早、晚各服食 1 次。本汤具有降糖止渴的功效，糖尿病患者可常服食。

2.紫菜南瓜汤：老南瓜 150 克，紫菜 15 克，虾皮 10 克，鸡蛋 1 个，酱油、猪油、黄酒、醋、味精、香油各适量。

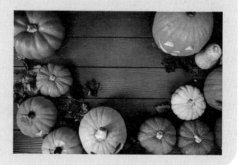

先将紫菜用水泡,洗净,鸡蛋打入碗内搅匀,虾皮用黄酒浸泡,南瓜去皮、瓤,洗净切块;再将锅加热,倒入猪油,烧至6成热后放入酱油炝锅,加适量的清水,投入虾皮、南瓜块,煮约30分钟,再把紫菜投入,10分钟后,将搅好的蛋液倒入锅中,加入佐料调匀即成。此汤具有护肝补肾强体之功效,适用于肝肾功能不全患者食用。

3.**南瓜猪肝汤**:南瓜、猪肝各200克,精盐、味精、麻油各适量。先将南瓜去皮、瓤,洗净切块;猪肝洗净切片;以上二物同放入锅中,加水1000毫升,煮至瓜烂肉熟,加入佐料调味即成。此汤具有健脾养肝明目的功效,长期食之,对夜盲症有一定的治疗效果。

4.**糖醋南瓜丸**:南瓜、面粉各400克,精盐、白糖、醋、淀粉、植物油各适量。将南瓜去皮、瓤,洗净切块,用蒸笼蒸熟后,取出,加面粉、白糖、食盐等,揉成面团状;往锅内放油,烧至七成热,把南瓜挤成小丸子状,入油中炸至金黄色时捞出;锅内放入底油,倒入清水100毫升,加白糖和少许精盐勾芡,放入少许香醋,倒入丸子调匀即可。此菜肴具有补中益气,温中止泻的功效,适用于脾胃虚弱之泄泻、体倦等病证。

5.**南瓜饭**:大米500克,淘净,加水煮至七八成熟时,滤起;南瓜大者半个,削去皮,挖去瓤,切成块,用油、盐炒过后,将过滤的大米倒于南瓜上,慢火蒸熟。蒸饭前宜加少量沸水,以免南瓜焦糊;若同时加入适量红糖其味更美。此饭香甜油润,为民间喜食之瓜类饭食。有补中益气、增进营养之效。

6.**南瓜煮牛肉**:南瓜1个,去皮洗净,切小块,用牛肉250克,洗净,切小块,加水一同煮熟(不加油、盐),分2～3次食。本方取南瓜润肺化痰、排脓,以牛肉补虚,用于肺痈的辅助治疗。

【饮食禁忌】

南瓜性温,素体胃热炽盛者少食;南瓜性偏壅滞,气滞中满者慎食。

【性味功能】

味甘,性寒,有小毒。功能清热止渴,利水消肿,泻火解毒。

【应　用】

咽喉肿痛。用老黄瓜1个，去籽，当中填满芒硝，阴干后研为细末。每次少许吹入喉内。

【食　疗】

1.山楂汁拌黄瓜：嫩黄瓜3条，山楂30克，白糖50克。先将黄瓜去皮、心及两头，洗净切成条状；山楂洗净，入锅中加水200毫升，煮约10分钟，取汁液100毫升；将黄瓜条放入锅中加水煮熟，捞出；山楂汁中放入白糖，在文火上慢熬，待糖溶化，投入已控干水的黄瓜条拌匀即成。此菜肴具有清热降脂、减肥消积的作用，肥胖症、高血压、咽喉肿痛者食之有效。

2.黄瓜蒲公英粥：黄瓜100克，大米80克，新鲜蒲公英30克。先将黄瓜洗净切片，蒲公英洗净切碎；大米淘洗后先放入锅中，加水1000毫升，如常法煮粥，待粥熟时，加入黄瓜、蒲公英，再煮片刻，即可。本品具有清热解暑、利尿消肿之功效，适用于热毒炽盛，咽喉肿痛，风热眼疾，小便短赤等病证。

3.紫菜黄瓜汤：黄瓜200克，紫菜15克，海米适量。先将黄瓜洗净切成菱状，紫菜、海米亦洗净；锅内加入清汤，煮沸后，放入黄瓜、海米、精盐、酱油，煮沸后撇浮沫，下入紫菜，淋上香油，撒入味精，调味即成。此汤有清热益肾之功，适用于妇女更年期肾虚烦热者食之。

4.蜜蘸黄瓜：嫩黄瓜2~4个（或约120克），蘸蜂蜜食之。每日2~3次。本方用黄瓜在于清热解毒、利湿；而蜂蜜亦有解毒之功。用于湿热痢疾之轻者。

【饮食禁忌】

脾胃虚寒者不宜。

丝瓜

【性味功能】

味甘，性平，无毒。功能清热化痰，凉血解毒。

【应　用】

1.痈疽不收，疮口很深。丝瓜捣成汁频频涂擦患处。

2.手足冻疮。老丝瓜烧焦后，调入猪油涂擦患处。

3.牙痛。生丝瓜一个，擦盐后用火烧焦后研为细末，频频擦牙，涎尽即愈。

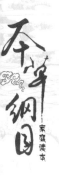

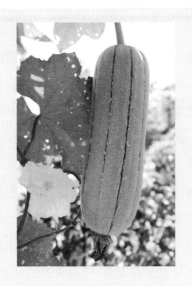

待熟时，加胡椒粉、细盐、味精、葱花调味即可。本品具有清解热毒、消除烦热的功效，暑热烦闷、口渴咽干者服之有效。

4.**丝瓜汤**：丝瓜 500 克，切厚片；食油煎熟，加盐少许，放入丝瓜略炒后，加水煮熟，作汤菜吃。本方取鲜丝瓜清热凉血、利肠道的功能，用于血热便血、痔疮出血，或大肠燥结、大便不利者。

【食　疗】

1.**炒丝瓜**：丝瓜 300 克。先将丝瓜去皮洗净切块，放油少许，烧至 6 成热，倒入丝瓜煸炒，待丝瓜熟时加精盐少许调味即成。具有清热利湿，化痰止咳的作用，适用于痰喘咳嗽、热痢、黄疸患者服食。

2.**生丝瓜汁**：生丝瓜 800 克，蜂蜜 50毫升。先将生丝瓜洗净，切丝绞榨取汁，加入蜂蜜，搅匀即可。具有清热止咳化痰之功效，适用于小儿百日咳患者服食。

3.**西红柿丝瓜汤**：丝瓜 1 根，西红柿1 个，香葱花适量。先将西红柿洗净，切成块，丝瓜去皮洗净切片；锅中放入熟猪油烧至 6 成热，加入鲜汤 500毫升烧开，放入丝瓜片、西红柿块，

【饮食禁忌】

丝瓜性寒滑，多食易致泄泻；不可生食。

【性味功能】

味苦，性寒，无毒。具有清热解暑，明目，解毒的作用。

【食　疗】

1.**苦瓜清热汤**：苦瓜 200 克，剖开去

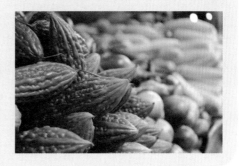

瓤，切片，加水500毫升煎水服。清热解暑，除烦止渴。用于暑热烦渴或热病烦渴。

2.苦瓜焖鸡翅：鸡翅200克斩块，放碗中，加入姜汁、黄酒、酱油、白糖、食盐、豆粉拌匀，放入开水中烫煮片刻后捞起；再入热油锅中炒焖至熟时，将苦瓜倒入鸡翅中同炒，然后加入少许生葱段和少量清水焖熟即可食用。具有清肝明目，补肾润脾，解热除烦的作用。

3.苦瓜鸡片：苦瓜200克，鸡脯肉200克，精制植物油、黄酒、精盐、淀粉适量；将苦瓜洗净，划开，挖去籽瓤，切成薄片，用精盐腌过后放入沸水中烫煮，去其苦味；将鸡脯肉切成薄片，用精盐、黄酒、淀粉调和搅匀；炒锅上火，放油烧至6成热，先下苦瓜急炒至快熟时搁锅边，随后下鸡片急炒至熟，与苦瓜合拌，装盘即成。本品具有清热解毒、补脾开胃之功，适用于暑热证、消化性溃疡、慢性胃炎、糖尿病患者的日常饮食。

4.五味苦瓜：用新鲜苦瓜200克，麻油、番茄酱、醋、蒜茸、香菜末各适量；将苦瓜洗净，去瓜瓤，用刀削成透明的薄片，加入麻油、番茄酱、醋、蒜茸拌匀，再撒上香菜末即成。本菜品具有开胃消食、清暑美容的功能，适用于慢性胃炎、吸收不良综合征、中暑、单纯性消瘦患者。

5.苦瓜汁：苦瓜大者1个，去瓤，切碎，捣烂，绞汁，每次用半杯，沸水冲服。本方取苦瓜清热解毒之效，用于湿热腹泻或痢疾之轻证。

【饮食禁忌】

脾胃虚寒者慎用。

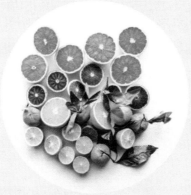

【性味功能】

果实味苦、酸,性微温,无毒;核仁味苦,性平,无毒。

【食　疗】

1.鲜李汁:李子 100～120 克,去核捣碎,绞取汁液,加蜂蜜少许。功能养胃阴、生津液,用于胃阴不足或气阴不足之人对夏令炎热不适应时。

2.驻色酒:鲜李子 200 克,绞取汁液,和米酒 250 毫升兑匀,夏初服用,每次 1 小杯。古人认为,夏日(立夏)饮李汁酒,可使妇女容颜美丽,故称"驻色酒"。

【饮食禁忌】

多食伤脾胃,使人少食腹泻。

【性味功能】

核仁味甘、苦,性温,有小毒。功能止渴生津,清热去毒。

【应　用】

1.发热咳嗽。用杏仁 15 克,去皮尖,在童便中浸 7 日,取出,用温水淘洗,研成泥,加童便 600 毫升煎如膏。每次服用 3 克,用开水送下。

2.痔疮便血。杏仁去皮加水 600 毫升,研磨,滤取汁,煎至 300 毫升,加米煮粥吃。

双仁糊：甜杏仁、胡桃仁各 20 克。二者微炒，共捣碎研细，加蜜或白糖适量。分 2 次用开水冲服。功能滋养肺肾、止咳平喘，用于久患喘咳，肺肾两虚，干咳无痰，少气乏力等，亦可用于阴血虚亏，肠燥便秘或老人大便秘结。

【饮食禁忌】

正常人亦不可多服。产妇、幼儿、实热体质的人和糖尿病患者，不宜吃杏及其制品。

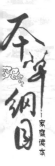

梅子

【性味功能】

生梅、青梅味酸，性平，无毒；乌梅（即青梅熏黑者）味酸，性温，无毒。

【应　用】

1.化脓性扁桃体炎。用青梅 30 枚，盐 360 克，腌 5 天；另用明矾 90 克，桔梗、白芷、防风各 60 克，皂荚 30 个，一起研为细末，拌梅汁和梅，收存于瓶中。每取 1 枚，嚼咽津液。

2.泻痢口渴。乌梅煎汤代茶饮。

3.赤痢腹痛。用陈梅同茶、蜜水各半煎服。

1.乌梅粥：乌梅 20 克，粳米 100 克，冰糖适量。将乌梅水煎 2 次，去渣合汁 1 大碗，同粳米共入锅中，加水煮粥，待熟时入冰糖稍煮即成。供早晚餐服食。功能敛肺止咳，涩肠止泻，止血止痛。适用于慢性久咳、久泻久痢，便血、尿血等症。

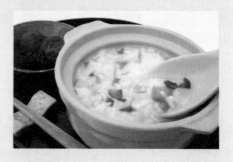

2.乌梅糖水：乌梅肉 3 克，红糖适量。将乌梅肉入锅中，水煎 2 次，去渣合汁大半碗，加入红糖稍炖即成。每日分 2 次服。月经期连用 5～7 天。功能敛精固崩止血，补气止痛温中，适用于气虚型月经过多等症。

3.乌梅萝卜汤：乌梅 3 枚，新鲜萝卜 250 克，食盐少许。将萝卜洗净，切片备用。先煎乌梅，去渣取汁半碗，再同萝卜片入锅中，加水适量煮汤，入食盐调味即成。供上下午饮用。功能消积滞，化痰，下气宽中，适用于饮食积滞引起的胸闷、烧心、腹胀、气逆等症。

【饮食禁忌】

发热、咳嗽多痰、胸膈痞闷之人忌食;菌痢、肠炎的初期忌食。妇女正常月经期以及怀孕妇人产前产后忌食之。

桃仁

【性味功能】

味苦、甘,性平,有小毒。具有活血祛瘀,润肠通便的作用。

【应　用】

大便里急后重。用桃仁90克(去皮),吴茱萸60克,食盐30克,一起炒熟,去茱萸、食盐,单取桃仁几粒细嚼。

【食　疗】

1.桃仁当归红花汤:桃仁9克,当归15克,红花9克。将3味入锅,加适量水煎汤。用于治疗血滞经闭。

2.桃仁桂鱼:桃仁6克,泽泻10克,桂鱼100克。桂鱼去鳞、腮、内脏,放入桃仁、泽泻,再加入葱、姜等佐料,一同炖熟,食鱼喝汤。功能活血化瘀,除湿通窍,用于治疗慢性鼻炎。

【饮食禁忌】

内热偏盛、易生疮疖、糖尿病患者不宜

多吃,婴儿、孕妇、月经过多者忌食。

板栗

【性味功能】

味咸,性温,无毒。功能养胃健脾,补肾强筋,活血止血。

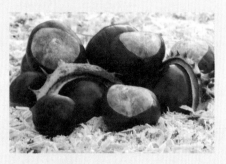

【食　疗】

1.板栗粥:栗子肉30克,大米(或糯米)100克,同煮粥,用适量白糖或油盐调味食用。功能健脾养胃,强筋补肾,适用于老年人肾虚腰酸背痛,下肢无力,脾虚泄泻等症。

2.板栗猪肉汤:栗子250克(去壳),猪瘦肉200克,同煮汤,用食盐和味精调味食用。本汤功能益气,养血,补肾,适用于体虚或老年慢性支气管炎屡治不愈者。

【饮食禁忌】

脾胃虚弱消化不好或患有风湿病的人不宜食用。

荸荠

【性味功能】

味甘,性微寒,无毒。功能清热止渴,利湿化痰。

【应 用】

1.大便下血。荸荠捣汁大半杯,加好酒半杯,温服。几天后可见效。

2.赤白痢。取完好荸荠洗净拭干,勿令破损,泡入好酒中,密封收存。用时取2枚细嚼,空腹用原酒送服。

3.小儿口疮。荸荠煅烧存性后研末涂搽。

【食 疗】

1.海蜇荸荠汤:海蜇皮50克,荸荠100克。海蜇皮洗净,荸荠去皮切片同煮汤。吃海蜇皮、荸荠,饮汤,每日2次。功能清热化痰,滋阴润肺,适用于阴虚阳亢的高血压患者。

2.当归荸荠薏米粥:当归15克,荸荠30克,薏米100克。将当归切成片,入锅煮30分钟,去渣后加入荸荠和薏米煮成粥,出锅后加蜂蜜食用。功能清热解毒,活血止痛,健脾利湿,适于咽喉肿痛、痰热咳嗽、心烦口渴。

【饮食禁忌】

脾胃虚寒者不宜食用。

 梨

【性味功能】

味甘、微酸,性寒,无毒。功能清热生津,润燥化痰,解酒毒。

【应 用】

1.消渴。用梨捣取汁,加蜜水同煎,收存瓶中。每次以热水或冷水调服,直至病愈。

2.咳嗽。用好梨去核,捣汁1碗,放入花椒40粒煎开,去渣,加黑饧(一种麦芽糖)30克,待化匀后,细细含咽。

3.痰喘气急。梨挖空。装入小黑豆填满,留盖合上捆好,放火中煨熟,捣成饼。每日食适量,甚效。

【食 疗】

1.川贝炖雪梨:取雪梨1个洗净,横断切开,去核后放入川贝末9克,然

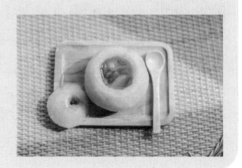

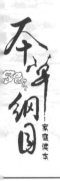

后将两半拼拢,用牙签固定,放入碗中加冰糖 30 克,水适量,隔水炖煮 30 分钟即可,吃梨喝汤,每日 1 次,连服 3～5 日即可。本品功能润肺止咳,可以用于小儿秋燥咳嗽。

2.**杏仁炖雪梨**:取甜杏仁 12 克,去皮打碎,雪梨 1 个去皮切片,一起放入碗中,加冰糖 20 克,放水适量,然后置锅内加盖隔水炖煮 1 小时即可服用,每天早晚各 1 次,连服 3～5 天。功能润肺止咳,可以用于小儿秋燥咳嗽。

3.**蜜饯鸭梨**:鸭梨 250 克,蜂蜜 100 克,将鸭梨放入锅中,加水适量,煎煮 20 分钟,加蜂蜜,拌匀至沸即可。每日 2～3 次,随量食用,功能补肾益肺,止咳平喘,润燥,适用于肺肾两虚型的久咳,久喘。

【饮食禁忌】
服用糖皮质激素后不宜食用,不宜与鹅肉、蟹同食,忌与油腻、冷热之物杂食。

【性味功能】
味酸,性温,无毒。功能平肝舒筋,和

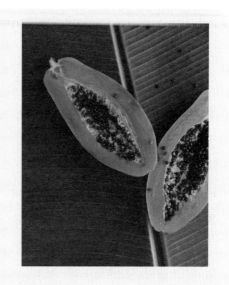

胃化湿。

【应　用】
脚筋挛痛。用木瓜数个,加酒水各半煮烂,捣成膏趁热贴痛处,外用纱布包好。一天换药 3～5 次。

【饮食禁忌】
孕妇、过敏体质者不宜食用。

【性味功能】
味甘、辛,性热,无毒。功能补益脾胃,滋养阴血,养心安神,缓和药性。

【应　用】
1.**调和胃气**。枣去核,缓火烤干,研为细末,加少量生姜末,开水送服。

2.**妇女悲伤欲哭,精神失常**。用大枣

10 个,小麦 120 克,甘草 60 克,混匀后每次取 30 克,煎服。

3.烦闷失眠。 用大枣 14 个,葱白 7 根,加水 600 毫升煮成 200 毫升,一次服下。

【食 疗】

1.黑糯枣子鸡: 童子鸡 1 只,鸡肚内放黑糯米及红枣适量,加调味品共蒸熟服食。功能温中益气、补精填髓、健脾益胃,适用于阳痿、尿频、崩漏、带下、体虚乏力及贫血等症。

2.百合桂圆红枣粥: 生薏米 100 克,红枣(去核)12 枚,水 4 碗。生薏米用水浸洗,将 4 碗水及生薏米倒入煲中,最后放入红枣(去核),以文火煲 45 分钟后,即可食用。功能补气、补血、健脾、养心安神,用于脸部蝴蝶斑或产后面色黑滞及恶露不绝等。

3.五味红枣蜜露: 五味子 60 克,红枣 30 个,蜜糖 250 克。将五味子、红枣(去核)洗净放入锅内,加清水 3000 毫升,文火煮至 500 毫升,去药渣,放入瓷盆内,加入蜜糖,文火隔水炖 1 小时,冷却备用。本露功能滋阴生津,宁心安神,用于慢性肝炎、迁延性肝炎属阴虚血少者。

4.仙鹤草红枣汤: 红枣 15 枚,仙鹤草 30 克。将红枣、仙鹤草放入锅内,倒入 3 碗清水,煎至 1 碗即可。取汁饮服,每日 1 剂,可连煎 2 次,分 2 次服。功能补脾养血,减轻放、化疗对造血系统的损害。

【饮食禁忌】

少儿适宜少量食用,忌与海鲜同食。

山楂

【性味功能】

味酸,性冷,无毒。功能开胃消食,化滞消积,活血散瘀,化痰行气。

【应 用】

1.食肉不消。 用山楂肉 120 克,水煮食,并饮其汁。

2.痔疮便血。 干山楂研为细末,用艾汤调服,非常有效。

3.痘疹不出。 干山楂研为细末,用开水送服,疹即出。

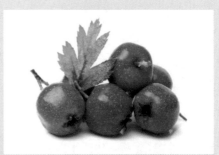

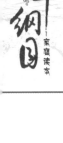

【食　疗】

1.**山楂肉桂汤**：山楂 15 克,肉桂 6 克,红糖 25 克。山楂洗净备用,锅中加适量水,放入山楂和肉桂,用小火煲 30 分钟去渣,加红糖即可。本汤品功能温肾壮阳,通经脉,祛寒止痛,用于女性月经后延。

2.**山楂乌梅菊花汤**：山楂肉 300 克,乌梅 12 粒,白菊花 15 克,白糖适量。山楂、白菊花、乌梅洗净,沥干备用,将山楂、乌梅放入锅中加水煮沸,然后用小火煲 1 小时,加白菊花继续煲 15 分钟,最后放入糖即可。功能生津,止痢,开胃消食,可作为高血压、高血脂患者的日常饮食。

3.**山楂枸杞汤**：山楂,枸杞各 15 克,分别洗净,加沸水冲泡即可。功能养阴补血,益精明目。

【饮食禁忌】

孕妇、儿童、胃酸分泌过多者、病后体虚及患牙病者不宜食用。

【性味功能】

味甘,性寒,无毒。

【应　用】

1.**痔疮便血**。白柿烧成灰,用水送服 6 克。

2.**小儿秋季腹泻**。用粳米煮粥,熟时加入干柿末,再煮开,分 3 次吃下。

3.**痰嗽带血**。大柿饼在饭上蒸熟,掰开,每次用一个掺青黛 3 克,临睡时服,用薄荷汤送下。

4.**呃逆不止**。用柿蒂、丁香各 6 克,生姜 5 片,加水煎服。或将两药研成末,开水冲服亦可。

【食　疗】

1.**柿饼粥**：柿饼 3 枚去蒂切小块,粳米 120 克,同煮粥,加冰糖或白糖调味食用。有健脾润肺、涩肠止血的作用,适用于体虚吐血,干咳咯血,久痢便血,小便带血,痔疮下血等出血症。

2.**冰糖蒸柿饼**：柿饼 3 枚(去蒂),清水和冰糖适量,蒸至柿饼绵软后食用。具有润肺、化痰、止血的功能,适用于高血压、痔疮出血、慢性支气管炎干咳、咽痛等症。

3.**灯心柿饼汤**：柿饼 2 枚,灯心 6 克,同煮汤,加白糖调味食用。具有清热止血、利尿通淋的作用,适用于尿道炎、膀胱炎、小便黄赤短少、排尿不畅、尿道刺痛、血尿等症。

【饮食禁忌】

不宜空腹食用，不宜和螃蟹同吃。患有慢性胃炎、排空延缓、消化不良等胃动力功能低下者，胃大部切除术后不宜食用。

【性味功能】

橘红、陈皮味辛、苦，性温，无毒，功能消痰散结，理气宽胸；橘核味苦，性平，功能理气止痛；橘络味甘、苦，性平，功能理气化痰，活血通络；青橘皮味苦、辛，性温，无毒，功能疏肝破气，散结消痰。

【应　　用】

1.腰痛。用橘核、杜仲各60克，炒后研为细末。每次服用6克，用盐酒送服。

2. 小肠疝气及阴核肿痛。橘核15克，炒后研为细末，用老酒煎服，或加酒、糊做丸服。

3.酒食后饱满。用青橘皮约500克，分作4份，120克用盐汤泡，120克用百沸汤泡，120克用醋泡，120克用酒泡。3日后取出，去白切丝，以盐

30克炒至微焦，研为细末。每次服用6克，用茶末1.5克，加水煎温服。此方名"快膈汤"。

4. 理脾快气。用青橘皮500克，晒干，焙过，研为细末，加甘草末30克、檀香末15克，混匀后收存。每次用3~6克，加一点盐，用开水送服。

5.健胃解酒。青皮500克，泡去甜味，去瓤，加盐150克，炙甘草180克，茴香120克，甜水2000毫升，一起煮，不断搅拌，水尽后，用慢火把药焙干，去掉甘草、茴香，只取青皮收存，每于饭后嚼服数片，有益脾胃。

6.干呕，手足逆冷。用橘皮120克，生姜30克，加水400毫升，煎取200毫升，慢慢饮服。此方名"橘皮汤"。

7.痰膈气胀。用陈皮9克，水煎热服。

8.化食消痰。橘皮15克微熬，研为细末，用水煎代茶，细细饮服。

【食　　疗】

1.橘皮生姜汤：鲜橘皮30克（干品15克），姜片3片，白糖适量。将2味洗净，然后放入锅内，加适量水煎后，加白糖调匀，即成。趁热喝，每次1剂，每日3次，用于治疗感冒。

2.橘皮茶：茶叶3克，干橘皮3克。

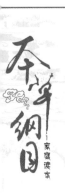

将上两味用开水冲泡 10 分钟即成。每日午饭后服饮 3 次。用于治疗慢性支气管炎。

3.橘皮粥：生黄芪 30 克，粳米 100 克，橘皮 3 克，红糖少许。先将生黄芪浓煎取汁，再入粳米待粥成，加橘皮稍煮，加红糖调匀即成。每日服 2 次，用于治疗肺炎。

【饮食禁忌】

不宜多食，不宜与萝卜和牛奶同食，胃肠、肾、肺功能虚寒的老人不可多吃，以免诱发腹痛、腰膝酸软等病。

石榴

【性味功能】

味苦、酸、涩，性温，无毒。

【饮食禁忌】

便秘者、尿道炎患者、糖尿病者、实热积滞者不宜食用，不可与西红柿、

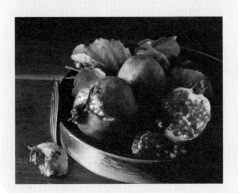

螃蟹同食。

枇杷

【性味功能】

果味甘、酸，性平，无毒，功能止渴下气，利肺气，止吐逆。叶味苦，性平，无毒，功能清肺化痰，和胃降逆。

【应　　用】

1.反胃呕吐。用枇杷叶（去毛，炙）、丁香各 30 克，人参 60 克。每次用 9 克，加水 200 毫升，姜 3 片一起煎服。

2.鼻血不止。枇杷叶去毛，焙后研为细末。每服 3～6 克，用茶送服。一天服 2 次。

3.痔疮肿痛。枇杷叶（蜜炙）、乌梅肉（焙）共研为细末。先以乌梅汤洗患处，然后用药末敷上。

【食　　疗】

1.枇杷银耳羹：新鲜枇杷 100 克，银耳 10 克，冰糖适量。枇杷去皮、核切成小块，银耳泡发；先将银耳放进沸水里煮熟，最后加入枇杷、冰糖煮片刻即可。本羹品功能润肺止咳，生津解渴，可作为肺燥咳嗽者的食疗。

2.枇杷叶粥：枇杷叶 15 克（鲜品 30 克），粳米 50 克，冰糖少许。先将枇

杷叶用布包入煎,取浓汁后去渣,或将新鲜枇杷叶刷尽叶背面的绒毛,切细后煎汁去渣,加入粳米煮粥,粥成后入冰糖少许,煮至冰糖溶化即成。此方适用于肺热咳嗽,咳吐黄色脓性痰,或咳血、呕血者。

【饮食禁忌】

脾虚泄泻者、糖尿病患者忌食。

杨梅

【性味功能】

味酸、甘,性温,无毒。功能生津止渴,和胃止呕,止泻。

【应　用】

1.下痢不止。杨梅烧过,研为细末,每服2钱,米汤送下。一天服2次。

2.恶疮疥癣。杨梅树皮及根煎汤洗患处。

3.牙痛。杨梅树皮及根煎水含漱。

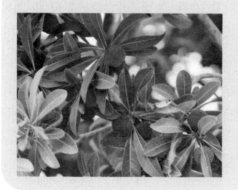

【食　疗】

1.**腌杨梅**:杨梅适量,用食盐、白糖适量,腌制备用。每次嚼服2~3个。杨梅经食盐、白糖腌制后,生津止渴作用甚佳,亦可止呕吐、消食。用于口干口渴,或胃气不和,呕吐,或饮食不消。

2.**杨梅酒**:鲜杨梅250g,加白酒至淹没杨梅为度,浸泡数日,每次服用1杯。本方取杨梅调理肠胃,止呕止泻,用于肠胃不和,呕吐腹泻,或腹痛。若不能饮酒者,用杨梅15g煎汤服亦可。

【饮食禁忌】

梅的酸味较重,每次不宜进食过多。糖尿病人、溃疡患者要慎食。

柚

【性味功能】

味酸,性寒,无毒。能生津止渴,助消化,和胃。

【食　疗】

1.**柚子雄鸡**:柚子2个,雄鸡1只约1000克,米酒、生姜、葱、味精、食盐各适量。将柚子肉放入杀后去肠杂的鸡腹内,然后放入搪瓷锅中,加葱、姜、米酒、盐、清水等,隔水炖熟即成。每周服 1 次,连服 3 周。用于治疗原发性支气管肺癌导致的气喘、寒咳。

2.**蜜饯柚肉**:鲜柚肉 500 克,去核切块,白酒适量,同放于瓷罐中密封浸泡 1 夜,倒入铝锅中煎至水干时,加入蜂蜜 250 克,拌匀即可食用,每次 3 克,每日 3 次。功能燥湿化痰,适用于痰湿咳嗽,食欲不振等症。

3.**柚花煮猪肚**:沙田柚花 3 克,猪肚 200 克,同煮汤,用食盐调味食用。功能健脾、行气、暖胃,适用于虚寒性胃痛,口淡,多稀涎,脾虚食欲不振、瘦弱等症。

【饮食禁忌】

脾虚便溏者慎食。

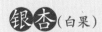 银杏(白果)

【性味功能】

味甘、苦,性平,无毒。功能温肺益气,定喘咳,缩小便,止泻,益脾。

【应 用】

1. **哮喘痰嗽**。用白果 5 个,麻黄 8 克,炙甘草 6 克,加水 300 毫升,煎至 150 毫升服用,此方名"鸭掌散"。

2.**小便频数**。用白果 14 枚,一半生用,一半煨用,食之有效。

3.**小便白浊**。用生白果仁 10 枚,擂碎加水服下。一天服 1 次。病愈为止。

4.**手足皲裂**。将生白果嚼烂,每夜涂搽。

【食 疗】

1.**白果腐皮粥**:白果 10 克(去壳),豆腐皮(腐竹)50 克,大米 100 克,同煮粥,用白糖调味食用。功能消痰、止咳定喘、缩小便等,适用于肺虚咳喘、肾虚遗尿、小便频数、老年肺结核、妇女体虚、白带过多等症。

2.**白果膀胱汤**:猪膀胱 200 克(洗净切块),白果 5 枚(炒熟去壳),覆盆子 15 克,同煮汤,以适量食盐调味即可食用。功能补肝肾、缩小便,适用于夜尿频多、小儿遗尿等症。

3.**白果蒸圆肉**:白果 5 枚(去壳),桂圆肉 10 枚,水适量,同蒸熟食用。适用于心悸、健忘、失眠、产后血虚、年老体弱等症。

4.**白果苡仁汤**:白果 10 枚(去壳),苡仁 80 克,同煮汤,用适量白糖或冰糖调味食用。功能健脾利湿、止痛清热、排脓祛风、抗肿瘤,适用于脾虚泄泻、痰喘咳嗽、小便淋痛、水肿、糖尿病、青年扁平疣等症。

【饮食禁忌】

不可生食。熟食也不能过多，每次以服 10～15 克为宜，否则容易中毒。中毒时可出现头痛、发热、惊厥、烦躁、呕吐、呼吸困难等。

核桃

【性味功能】

味甘，性平、温，无毒。功能补肾助阳，补肺敛肺，润肠通便。

【应　　用】

1.小便频数。将核桃煨熟，卧时嚼服，用温酒送下。

2.小肠气痛。核桃 1 个，烧后研末，用热酒送服。

【食　　疗】

1.核桃仁粥：核桃仁 60 克，大米 120 克。核桃仁捣碎后和大米一起下锅，加水适量煮成粥。作早餐食用，具有

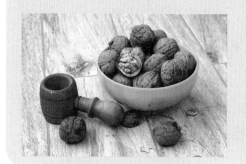

健脑补肾，养血益智的作用。

2.核桃酪：核桃仁 120 克，大米 60 克，小枣 30 克，白糖 200 克。核桃仁用开水稍泡片刻，剥去外皮，用刀切碎，同淘净的大米一起用 500 毫升清水泡上。小枣洗净，上笼蒸熟，取出，去掉皮核，也和核桃仁泡在一起。将核桃仁、大米、小枣一同用石磨磨成细浆，用洁布过滤去渣。锅洗净，上火，注入清水 500 毫升，把核桃仁浆倒入锅内，搅动，在即将烧开时，加入白糖，待煮熟后即成。早晚作点心食用。具有补肾助阳，养血补肺之功，适用于腰膝冷痛、小便频数、健忘等症，健康人食用更能增强记忆力、消除疲劳、防病延年，并有防癌作用。

3.核桃仁炖牛血：桃仁 30 克，鲜牛血（已凝固者）200 克，食盐少许。将已经凝固的牛血切块，与桃仁、食盐同置锅中，加水适量，煮至血熟，取血食之。每日 1 次，佐餐用，连服 5～7 天。功能养血活血，止痛，适用于正气不足、瘀血内阻所致的痛经。

4.鸭子核桃鸡泥酥：老鸭 1 只，核桃仁 200 克，荸荠 150 克，鸡泥 100 克，鸡蛋 2 只，调料适量。鸭用开水

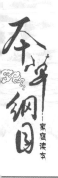

烫后装盆,加姜、葱、料酒、食盐,上笼蒸熟透,取出晾凉,去骨,切成块。另用鸡泥、蛋清、水淀粉、料酒、味精、盐调糊,并把核桃仁、荸荠剁碎入糊内。将糊淋在鸭膛内,入温油锅内炸酥,捞出沥油,切长条块装盘,四周撒上油菜末。功能补肾,固精,定喘,适用于肾虚咳喘及腰痛、阳痿、石淋等症。

【饮食禁忌】

多食会引起腹泻。痰火喘咳、阴虚火旺、便溏腹泻的病人不宜食。

【性味功能】

味甘,性平,无毒。功能实肠胃。

【食　疗】

1.榛子粥:榛子 30 克,粳米 50 克,蜂蜜少许。榛子水沉去皮,水磨滤取其浆汁,再和粳米煮成粥,食用时调入蜂蜜,久服尤佳。功能益气力,宽胃肠,用于脾胃气弱、大便溏薄。

2.榛莲粥:榛子(去壳)30 克,莲子(去心)30 克,粳米 60 克,先煮莲子与粳米,至粥将熟,加入榛子,同煮至熟烂,加白糖适量,拌匀服,可作早餐或点心,经常服食,用于脾胃虚弱、食少便溏、面黄肌瘦者。

【性味功能】

味甘、涩,性热,无毒。功能益脾胃,滋养肝肾,涩精,止泻。

【食　疗】

1.樱桃甜汤:鲜樱桃 1500 克,白糖 800 克。樱桃洗净,加水煎煮 20 分钟后,再加白糖继续熬一二沸后停火备用,每日服 30 克。具有促进血液再生的功效,可用于辅助治疗缺铁性贫血。

2.樱桃银耳:银耳 30 克,红樱桃脯 30 克,冰糖适量。银耳用温水泡发后去掉耳根,洗净,上蒸笼蒸约 15 分钟;汤锅加清水放入冰糖,微火溶化后放入樱桃脯,再用旺火烧沸,起锅倒入银耳碗内即成。消化不良、饮食

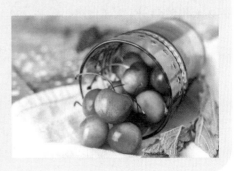

不香的人吃可开胃消食,是瘫痪、四肢不仁、风湿腰腿痛、体质虚弱、面色黯淡、软弱无力、关节麻木患者的食疗佳品。

【饮食禁忌】

有溃疡症状者、上火者慎食;糖尿病者忌食。

番木瓜

【性味功能】

味酸,性温。具有消食,驱虫,清热,祛风的功效。

【食 疗】

1.木瓜牛奶:木瓜 150 克,牛奶 200 毫升(约 1 大杯),糖 1 小匙(可加可不加)。木瓜去皮、切块。放入果汁机中加入 200 毫升鲜奶,糖适量,用中速搅拌几分钟即可。鲜奶中的钙质,木瓜中的维生素 C,都是人体所需的营养成分,适合天天饮用。

2.木瓜橘子汁:木瓜 1 个,橘子 130 克,柠檬 50 克。先将木瓜削皮去籽,洗净后切碎,捣烂取汁备用。再将橘子和柠檬切开,挤出汁液与木瓜汁混合,搅匀即成。饮用本品能使肌肤光滑,还有助于消化、润肠,是老幼皆宜的饮品。

3.木瓜鲜鱼汤:木瓜 1 个(约 1 斤重),鲜草鱼约 1.2 斤,干百合 1 两,胡萝卜 1 个,黄杏 8 钱,党参 1 两,姜 2 片。先将所有原料洗净,木瓜去核切成块,待水滚开后将所有原料放入锅内,然后用文火炖两个小时便可饮用。

4.银耳炖木瓜:银耳 15 克,木瓜(中等大,最好是自然成熟)1 只,北杏 10 克,南杏 12 克,冰糖适量。将银耳用清水浸透发开,洗净;木瓜削皮去籽,切成块儿;南北杏仁去衣,洗净,连同银耳、冰糖一起放入炖煲内,加适量开水炖煮 20 分钟后即可食用。功能滋润养颜。经常食用能养阴润肺,使皮肤得到滋润,防止皱纹过早出现,保持皮肤幼嫩,延缓衰老。尚可治疗燥热咳嗽、干咳无痰、痰中带血等症。

荔枝

【性味功能】

果实味甘,性平,无毒;核味甘、涩,性温,无毒。功能生津止渴,益肝,补脾,益血;外用收敛止血。

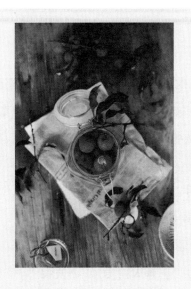

饮汤食下,每日 1 次。用于治疗淋巴
结结核。

2.荔枝红枣汤:荔枝干 15 克,大枣
30 克,加水煎汤服用。本方有补脾益
血的作用, 用于气血虚亏而出现胃
纳减退、乏力、心悸等症状。

3.荔枝莲子粥:荔枝干 5 只,大米 50
克,山药 30 克,莲子 30 克(去心),
同入砂锅,煎煮成粥食,每日 1 次。
用于脾虚所致的胃纳减退、腹泻、乏
力等。

4.荔枝树皮茶:荔枝树皮 100 克,水
煎代茶饮。用于胃阴不足, 口渴咽
干。

【应　　用】

1.**风牙疼痛。**荔枝连壳烧灰存性,研
为细末擦牙齿。

2.**呃逆不止。**将荔枝 7 个,连皮核烧
灰存性,研为细末,开水调服。

3.**外伤出血。**鲜品适量外用,捣烂敷
患处。

4.**疝气。**荔枝核(炒黑)、大茴香(炒)
等分研为细末,每次服用 3 克,温酒
送下。

5.**睾丸肿痛。**用荔枝核、青橘皮、茴
香等分,各炒过,研细,酒送服 6 克,
一天服 3 次。

【食　　疗】

1.荔枝海藻汤:荔枝干 7 个,海藻、
海带各 25 克,加黄酒 50 毫升,加水
100 毫升,同入砂锅,煎煮至熟,1 次

龙眼

【性味功能】

味甘,性平,无毒。具有壮阳益气、补
益心脾、养血安神、润肤美容等功
效。

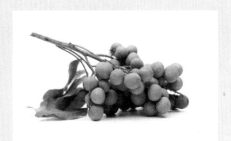

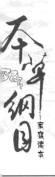

【应　用】

1.**脾虚泄泻**。取龙眼肉15克,生姜10克,加水煎汁,代茶饮,连用1周。

2.**贫血、失眠**。将龙眼肉10克,连衣花生15克,加少量盐煮熟后吃。

3.**冠心病**。用龙眼肉30克,丹参、远志各15克,加水煎汁,再加少量红糖调服,一日分2次服。

4.**心悸气短、失眠健忘**。将龙眼肉30克,西洋参6克,白糖少许,放碗内隔水蒸,去渣饮汁,一日分2次服完。又方:用龙眼肉、酸枣仁(炒)、黄芪(炙)、白术(焙)、茯神各30克,木香15克,炙甘草9克,每次服15克,姜3片,枣1枚,水煎温服。用于治疗思虑过度,劳伤心脾,健忘怔忡,虚烦不眠,自汗惊悸等。此方名"归脾汤"。

【食　疗】

1.**代参膏**:龙眼肉30克,放碗内,加白糖少许,一同蒸至稠膏状。分2次用沸水冲服。此方能补气血,用于老弱、产妇及身体虚弱者。

2.**心脾双补汤**:龙眼肉15克,莲子30克,大枣10个。加水适量,煎汤服。本方主要以龙眼肉、莲子补脾养心以安神;大枣亦有类似功效。用于心脾两虚,食欲不振,心悸怔忡,自汗等。

3.**龙眼枸杞炖鸡**:将鸡洗净,掏空腹腔,放入龙眼肉30克,枸杞50克,隔水蒸熟后,分次吃完。有补血、养肝、安神的作用,用于阴血不足所致的心悸、失眠、健忘等。

【饮食禁忌】

桂圆易生内热,少年及体壮者少食为宜。有大便干燥、小便黄赤、口干舌燥等阴虚内热表现者不宜食用。舌苔厚腻、消化不良、食欲不振者也应少食。

橄榄

【性味功能】

榄实味酸、甘,性温,无毒;榄仁味甘,性平,无毒;榄核味甘、涩,性温,无毒。功能清肺利咽、生津止渴、解河豚毒,外用敛疮生肌。

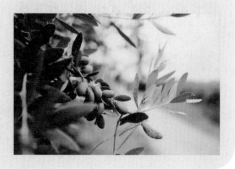

【应　用】

1.**口唇出现裂隙生疮。**橄榄炒后研为细末,用猪油调和,涂搽患处。

2.**牙齿出脓血。**橄榄烧后研为细末,加麝香少许,涂搽患处。

3.**耳足冻疮。**橄榄核烧后研为细末,调油敷涂。

【食　疗】

1.**青龙白虎汤:**鲜橄榄15克,鲜萝卜250克。切碎或切片,加水煎汤服。本方取橄榄清热解毒利咽,取萝卜清热泻火。用于肺胃热毒壅盛,咽喉肿痛。

2.**青果郁金膏:**橄榄500克,郁金25克,加水煎取浓汁,放入白矾(研末)25克,混匀再煎,约得500毫升。每次20毫升,早晚服,温开水送下。郁金配白矾有清心和化痰开窍作用,橄榄可清热,用于癫痫。

杨桃

【性味功能】

味酸、甘、涩,性平,无毒。功能清热利咽,生津止渴,利小便。

【食　疗】

1.**鲜杨桃汁:**新鲜杨桃3枚,以清水洗净,用水果刀将之切成果肉丁,并捣烂绞汁;将果汁倒入杯中,加温开水100毫升调匀,每日服用2次。此汁具有清热祛风,止痛消肿的功效,适宜于关节红肿疼痛的患者饮用。

2.**醋渍杨桃:**新鲜杨桃1枚,红醋50毫升。将杨桃以清水洗净,后用水果刀一分为二;将鲜果放入杯中,加红醋浸10分钟后取出,慢慢嚼服。此桃具有消食和中的功效,可用以治疗消化不良,胸闷腹胀等病证。

3.**糖渍杨桃:**新鲜杨桃100克,白糖50克。用清水将杨桃洗净,后用水果刀将之切开,将白糖均匀撒在鲜果上,腌30分钟后,慢慢嚼服。此桃具有消暑利水的功效,适用于伤暑伤湿所引起的腹泻。

4.**杨桃芡米粥:**杨桃、粳米各100克,芡米50克,白糖50克。杨桃洗净,切成果丁,粳米以清水淘洗干净;将杨桃丁、芡米、粳米同放入一大瓦罐中,加清水750毫升,以小火慢炖60分钟,再加入白糖即成。该粥具有健脾益胃的功效,可作为大病初愈患者的主食。健康人食之能增进食欲,强身健体。

【饮食禁忌】

凡脾胃虚寒,纳差泄泻者,宜少食之。

香榧（榧实）

【性味功能】

味甘、涩,性平,无毒。功能杀虫消积,润肺化痰,滑肠消痔,健脾补气,去瘀生新。

【应　用】

杀寄生虫。用榧子 100 枚,去皮,炒熟吃。胃弱的人,用量减半。

【食　疗】

1.**椒盐香榧:**香榧生品 2000 克,食盐 100 克。将榧子去除杂质,按颗粒大小分成二三档,以便分别炒制。先放白砂于锅内炒热,然后倒入香榧预炒,至半熟时,离锅筛去砂子,倒入冷水中浸泡片刻;捞出沥干后重新倒入锅中,以猛火炒至熟,筛去砂粒放入盐水中浸渍片刻,再挤出沥干,入锅内复炒至干燥即成。每日食 200 克左右。炒香榧具有杀虫强体的功效,可治疗钩虫病,经常食之,以大便中虫卵消失为度,效果良好。

2.**榧子茶:**生榧子 20 克。将榧子切碎,加适量水煎,去渣,空腹饮汁,每日服 1 次,连服 2～3 天。此饮具有杀虫止痒的功效,对蛲虫、肛痒有一定的食疗作用。

3.**榧子粥:**榧仁 50 克,大米 100 克。榧子去皮壳取仁,大米洗净;锅中加入清水,与榧仁、大米一同以大火煮沸,然后改小火熬成浓羹。此羹味道甜美,入口绵软;具有健脾益气,养胃补虚的功效。适用于脾胃虚弱,久病气虚,体倦肢软,食欲不佳者食之。

【饮食禁忌】

榧子所含脂肪油较多,易滑肠,大便稀溏者不宜多食;素有痰热体质者慎食。

大腹皮

【性味功能】

味辛,性微温,无毒。功能下气宽中、行水消肿。

【应　用】

1.**肾炎水肿。**五加皮、地骨皮、生姜皮、大腹皮、茯苓皮各等分,为粗末。每次服用 12 克,用水煎去滓,稍热服之。切忌生冷油腻坚硬等物。

2.**疮疡污秽。**大腹皮煎汤洗之。

【饮食禁忌】

气虚体弱者慎服。

无花果

【性味功能】

味甘,性平,无毒。功能健胃清肠,解毒消肿。

【食　疗】

1.无花果茶:无花果 30 克,切碎,炒至半焦。每次用 10 克,加白糖适量,用沸水冲泡,代茶饮。本品能健脾胃、助消化,用于脾胃虚弱,消化不良,饮食减少,便溏腹泻等。

2.蜜果猪蹄汤:无花果 60～120 克,

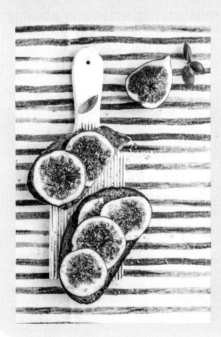

猪蹄 500 克。加水适量,以水火炖至烂熟,加食盐少许调味服食。无花果与猪蹄配用,能补气血,下乳汁,用于产后气血不足,乳汁缺乏。

花椒

【性味功能】

味辛,性温,有毒。功能除风邪气,温中,去寒痹,坚齿发,明目。

【应　用】

1.手足心肿。用花椒和盐末等分,醋调匀敷肿处。

2.牙齿风痛。用醋煎花椒含漱。

【饮食禁忌】

孕妇及阴虚火旺者忌食。

胡椒

【性味功能】

味辛,性大温,无毒。功能温中,下气,消痰,解毒。

【应　用】

1.心腹冷痛。胡椒 20 粒,淡酒送服。心下大痛者,用椒 50 粒,乳香 3 克,研匀,男用生姜汤、女用当归酒送下。

2.风虫牙痛。用胡椒 9 粒,绿豆 11

粒,布裹捶碎,用棉裹一小块,放在患处咬定,涎出吐去,即愈。

【饮食禁忌】

不宜多食,阴虚有火者忌服。

吴茱萸

【性味功能】

味辛,性温,有小毒。功能温中止痛,理气燥湿。

【应　　用】

1.全身发痒。吴茱萸 150 克,加酒 1000 毫升,煮成 300 毫升,趁温擦洗。

2.冬季感寒。吴茱萸 150 克煎汤服,以出汗为度。

3.呕吐、胸满、头痛。吴茱萸 150 克,枣 20 枚,生姜 30 克,人参 30 克,加水 1000 毫升煎成 600 毫升,每次服用 150 毫升,一天服 2 次,此方名

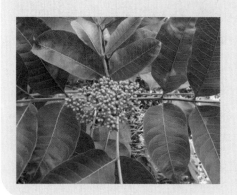

"吴茱萸汤"。

4.脘腹冷痛。用吴茱萸 75 克,加酒 600 毫升煮开,分 3 次服。

5.牙齿疼痛。用吴茱萸煎酒含漱。

6.风疹。吴茱萸煎酒涂搽。

【饮食禁忌】

阴虚火旺者忌服。

茶叶（茗）

【性味功能】

味苦、甘,性微寒,无毒。功能利小便,祛痰热,清头目,下气消食。

【饮食禁忌】

有神经衰弱、心脑血管病的患者应适量饮用,而且不宜在睡前或空腹时饮用。

甜瓜

【性味功能】

甜瓜果瓤味甘,性寒,有小毒。具有清热解暑,除烦止渴、利尿的功效。瓜子仁味甘,性寒,无毒。具有清热解毒利尿的功效。瓜蒂味甘,性寒,有毒。可催吐胸膈痰涎及致毒食物,或作外用药。

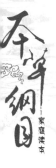

【应　　用】

1.暑热烦渴。甜瓜洗净,任意食,可解暑热。

2.慢性鼻炎或鼻息肉。瓜蒂烧灰存性,研成细末,或与细辛粉混合均匀,取少许吹入鼻中,一日3次。

3.风热牙痛。用瓜蒂7枚(炒过研细),加少许麝香,用棉裹咬定,流涎后痛逐渐好转。

4.治妇女经闭。将瓜藤、使君子各25克,甘草30克,共研为细末。每次服用10克,酒送下。

【饮食禁忌】

瓜蒂有毒,误食易引起中毒,严重者可死亡。如服瓜蒂过量,10～30分钟即感不适、恶心、剧烈呕吐、腹痛、腹泻、血压下降、紫绀、心音减弱、心率增快,严重者昏迷、抽搐,最后因循环衰竭、呼吸麻痹而死亡。

西瓜

【性味功能】

瓜瓤味甘、淡,性寒,无毒,有消烦止渴、解暑热、疗喉痹、宽中下气、利小便、解酒毒等作用。瓜皮味甘,性凉,无毒,具有利尿渗湿的功效。瓜子仁味甘,性寒,无毒,具有清肺润肠作用。

【应　　用】

1.口腔溃疡。将西瓜皮烧过,研为细末,放口内含。

2.肾病水肿。用西瓜皮、冬瓜皮各15克,天花粉12克,以水煎服。

3.高血压。用西瓜皮干品15克,草决明子10克,以水煎代茶饮。

4.咽喉肿痛。西瓜霜适量吹入咽喉。

5.风火牙痛。取经日晒夜露的西瓜皮适量,研末后加少许冰片,涂搽痛处。

【食　　疗】

1.西瓜酪:西瓜1个(约重2500克),橘子100克,菠萝100克,荔枝100克,白糖350克,桂花2.5克。整个西瓜洗净,在西瓜一端的1/4处打一圈人字花刀,将顶端取下,挖出瓜瓤。将西瓜瓤去籽,切成3分见方的丁。另把菠萝、荔枝也改成3分大小的丁。铝锅上火,放清水1200毫升,加入白糖煮开,撇去浮沫,下入桂花。等水开后把水过箩晾凉,放入冰箱。将西瓜丁、菠萝丁、荔枝丁和橘子,装入西瓜容器内,浇上冰凉的白糖水即成。功能解暑除烦、止渴利尿,用于暑热烦渴、热病伤津、口干心烦、小便不利等症。

2.**翡翠鲤鱼**:西瓜皮250克,茯苓皮50克,鲤鱼1条(约500克),生抽、醋、盐、味精、色拉油少许。西瓜皮洗干净,削去表面绿色硬皮,切成菱形片。茯苓皮洗净,鲤鱼洗干净。炒锅烧热,倒入油,放入鲤鱼稍煎,再加入生抽、醋,盖上锅盖稍焖。加入西瓜皮、茯苓皮和1杯半清水,用小火焖入味,最后放盐、味精就可以出锅了。具有补虚除湿,清热退黄的作用。

3.**西瓜汁**:西瓜(红瓤西瓜为好)500克,取瓤绞汁,徐徐饮之。本方以西瓜清胃热,除烦止渴,用于胃热伤津,舌燥咽干,心烦口渴或口腔溃疡。

4.**西瓜皮茶**:用西瓜皮绿色部分煎汤代茶,是很好的消暑清凉饮料。

5.**西瓜皮汤**:鲜西瓜皮(需用连肉之厚皮)100克煎汤服(干品用30～50克),可以治疗水肿。

【饮食禁忌】

糖尿病患者和易胀气的人慎吃西瓜;忌与羊肉同食;素体脾胃虚寒或兼见便溏腹泻的病人不宜食用。

葡萄

【性味功能】

味甘,性平,无毒。具有补肝肾、益气血、开胃力、生津液和利小便的功效。

【应　　用】

1.**声音嘶哑**。可取葡萄汁与甘蔗汁各1杯混匀,慢慢咽下,1日数次,有一定辅助治疗的作用。

2.**老年人胃气虚弱,胃阴不足,或患有慢性胃炎**。每次饭前嚼食葡萄干6～9克,既能开胃口,又可补虚弱。

3.**胃虚呕吐**。可取葡萄汁1小杯,加生姜汁少许,调匀喝下,有止吐的功效。

4.**妊娠呕吐、浮肿**。用野葡萄根30克煎水服,具有止吐和利尿消肿的功效。

5.**婴儿腹泻**。取葡萄叶适量,洗净,煎水2次后去渣浓缩成糊状,加面

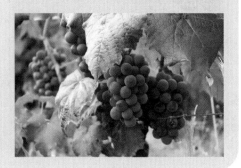

粉和白糖各一半,拌匀后制成软粒,再烘干或晒干。1 岁以上的,每次服 3～6 克,日服 2～3 次;1 岁以下的酌情减量。

【食　疗】

1.葡萄桑葚粥: 桑椹 60 克,薏苡仁 40 克,葡萄 30 克,大米适量。将上 4 味加适量水,煮粥即成。每日服食 1～2 次。用于辅助治疗慢性肾炎。

2.葡萄叶山楂汤: 葡萄叶、山楂、首乌各 10 克。将上 3 味加适量水煎汤即可。饮汤,每日 1～2 次。用于辅助治疗高血脂。

3.人参葡萄酒· 葡萄 100 克,人参 15 克,用白酒 500 克浸泡。每次饮 1～2 杯。人参为补气强壮的要药,与葡萄配伍应用,可同奏补肝肾、强腰脊和益气的功效。用于肝肾虚弱,腰脊酸软,乏力等。

4.葡萄蜜膏: 鲜葡萄 500 克,捣烂,绞取汁液,以小火煎熬浓稠,加等量蜂蜜煎沸备用。每次 1 匙,用沸水化服。益胃养阴,生津止渴之效极佳,用于胃阴不足,咽干口渴,或热病烦渴。

5.葡萄芹菜汁: 取葡萄汁与芹菜汁各 1 杯混匀,用开水送服,每日 2～3 次,15 日为一疗程。对于高血压患者

有一定的治疗作用。

6.葡萄生地藕汁膏: 生地黄 100 克,加水适量,煎汤取汁并加热浓缩,另将鲜葡萄 100 克,鲜藕 200 克,捣烂取汁,与生地黄浓缩液混匀后,用小火熬成稠膏,再加等量炼蜜煎沸即成。每次 1 匙,用沸水化服。用于治疗小便滞涩热痛,尿中有血。

【饮食禁忌】

糖尿病患者、便秘者不宜多吃;脾胃虚寒者不宜多食,多食则令人泄泻。

猕猴桃

【性味功能】

果实味酸、甘,性寒,无毒。有除烦止渴、清热生津、利尿通淋的作用。藤中汁甘、滑,性寒,无毒。枝、叶具有杀虫的功效。

【应　用】

1.热壅反胃。 可用藤中汁和生姜汁

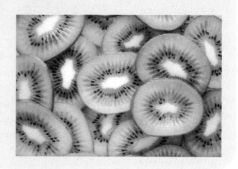

一起服用。

2.高热烦渴。可每次食用新鲜猕猴桃3～5个,每日吃3～4次。或取鲜猕猴桃,洗净,捣烂,用凉开水浸泡,然后慢慢饮用。

【食 疗】

1.藤梨蜂蜜煎:猕猴桃60～120克,除去外皮,捣烂,加蜂蜜适量,煎熟食,亦可加水煎汤服用。本方有清热生津、润燥止渴之功,用于热伤胃阴,烦热口渴。

2.藤梨姜汁饮:猕猴桃180克,生姜30克。分别捣烂,绞取汁液,混合均匀,分3次服。本方猕猴桃清热和胃、降逆为主,配生姜和胃止呕以治标。用于热壅中焦,胃气不和,反胃呕吐。

【饮食禁忌】

脾胃虚寒者不宜食用;女性经期最好少吃或不吃。

甘蔗

【性味功能】

味甘、涩,性平,无毒。具有清热解毒、生津止渴、和胃止呕、滋阴润燥等功效。

【食 疗】

1.蔗汁葡萄酒:用蔗汁、葡萄酒各50克,混合服,早晚各一次,对治疗慢性胃炎、反胃呕吐有很好的疗效。

2.甘蔗莱菔汤:甘蔗200克,鲜萝卜150克,切碎,加水煮至萝卜烂熟,去渣取汁,随量服用。二者同用,可奏清热除烦、解酒毒和化食下气之效,用于酒食过度,烦热面赤,呕逆少食。

3.甘蔗生姜汁:甘蔗250～500克,生姜15～30克,分别切碎,略捣绞汁,和匀服用,或煎热服,可分3～4次服。本方用蔗汁益胃和中,生姜下气止呕,用于阴液不足,胃气上逆,反胃呕吐,或噎膈饮食不下。

4.蔗浆粱米粥:甘蔗500克,切碎略捣,绞取汁液,加粟米60克,加水适量,煮成稀粥食。本方取甘蔗汁益胃生津、润肺燥,取粟米益脾胃;二者又皆能除热。用于脾肺不足,阴虚肺燥,烦热咳嗽,咽喉不利。

【饮食禁忌】

脾胃虚寒者不宜食用;不宜与鱼、笋之类同食。

【性味功能】

味甘,性寒,无毒。功能补中缓肝,活血化瘀。

【应　　用】

1.下痢噤口。用红糖 120 克,乌梅 1 个,加水 2 碗,煎至 1 碗,随时饮之。

2.喘嗽烦热,进食即吐。用红糖、姜汁等分,文火慢煎沸,每次服用半匙。

3.食韭菜后口臭。用红糖水漱口可解。

【饮食禁忌】

有痰湿者不宜服;不宜与鲫鱼、葵、笋同食;本品助湿热,不宜多食。

【性味功能】

味甘,性寒,无毒。功能润肺生津,补中缓急。

【食　　疗】

糖霜浓汤:白糖 15～30 克,以温开水溶化,一次服用。服用浓糖溶液有补中缓急的作用,用于脾胃虚弱,饥则脘腹隐痛。亦用于食鱼蟹后腹中

不舒。

【性味功能】

莲子甘、涩,性平,无毒,功能补脾止泻,益肾涩精,养心安神。莲藕甘、平,无毒,功能清热生津,凉血散瘀,补脾开胃,止泻。莲蓬苦、寒,无毒,功能止血涩精。莲蕊须甘、涩,性温,无毒,功能固肾乌发,益气止血。荷叶苦、平,无毒。

【应　　用】

1.白浊遗精。石莲子、龙骨、益智仁等分研为细末。每次服用 6 克,空腹服用,米汤送下。又方:将莲子、白茯苓,等分研为细末,开水调服。

2.干呕不止。莲子 6 枚,炒成赤黄色,研为细末,开水半碗冲服。

3.双目红痛。莲子去皮,研为细末,取 1 碗,加粳米半斤,常煮粥吃。

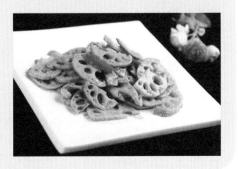

4.**小儿热渴**。莲子20枚(炒),浮萍6克,生姜少许,水煎,分3次服。

5.**夏时烦渴**。用生藕汁1碗,生蜜20毫升,和匀慢服。

6.**肺热痰浊**。用藕汁、梨汁各半碗,和匀后服下。

7.**小便灼热淋涩**。生藕汁、生地黄汁、葡萄汁各等分。每次半碗,加蜜,温服。

8.**浮肿**。败荷叶烧灰存性,研为细末。每次服用6克,米汤调下。一天服3次。

9.**漆疮发痒**。用干荷叶近根处煎汤,洗患处。

10.**偏头风**。用升麻、苍术各15克,荷叶1个,加水2碗,煎成1碗,饭后温服。或将荷叶1个烧研为细末,以升麻、苍术煎汁调服。

11.**阴肿痛痒**。用荷叶、浮萍、蛇床各等分,每日煎汤水洗。

12.**外伤有创口**。荷叶烧后研为细末涂搽患处。

【食　疗】

1.**莲实粳米粥**:嫩莲实30克,粳米100克。将嫩莲实发胀后,在水中刷去仁皮,抽去莲心,冲洗干净后,放入锅内,加入清水,置火上煮至烂,备用。再将粳米淘洗干净,放入锅中,加清水煮成稀粥,倒入莲实,搅匀即成。早晚各服1碗。有补脾益胃,养心安神的功效。适用于脾胃虚弱,食欲减退,小便淋浊,妇女带下,虚烦不眠等症。

2.**莲肉糕**:莲子肉、糯米(或大米)各200克,炒香;茯苓100克(去皮)。共研为细末,白糖适量,一同搅匀,加水使之成泥状,蒸熟,待冷后压平切块即成。茯苓为补脾利湿药,与莲子肉、糯米同蒸糕食,则补脾益胃之功尤著。用于脾胃虚弱,饮食不化,大便稀溏等。

3.**莲子百合麦冬汤**:莲子15克(带心),百合30克,麦门冬12克。加水煎服。本方用带心莲子以清心宁神,百合、麦门冬亦有清心宁神之效。用于病后余热未尽,心阴不足,心烦口干,心悸不眠等。

4.**安神益智方**:莲子肉20克,益智仁10克,百合30克,慢火煮烂,加白糖少许,早晚食用。用于失眠、健忘、心烦、焦躁。

5.**健脾止泻方**:莲子20克(研粉),薏苡仁10克(研粉),鸡蛋2~3个兑入,酌加开水调匀,可加糖或盐,调料自定,上笼蒸成蛋羹。用于脾虚久泻,或肿瘤病人放化疗引起的食少纳呆,恶心,便溏。

6.养心补肾方:猪或羊心一具洗净切块,肾脏一具剥去外膜,凉水浸泡半日后切块,加入莲子肉20克,枸杞20克,调料适量炖熟,吃肉喝汤。用于心肾亏虚、心慌失眠、腰膝酸软等症。

7.鲜藕茶:鲜藕250克,洗净切片,加糖适量,煎汤代茶饮。用于防暑。

8.五鲜汁:藕1000克,鲜梨1个,生荸荠500克,生甘蔗500克,鲜生地250克,同榨汁,每次服1小杯,每日3～4次。用于血友病预防各种出血,如鼻衄、牙出血、咯血。

9.鸡冠花藕汁汤:藕汁半碗,红鸡冠花3朵,水煎,调红糖服用,每日服2次。用于治疗白带不止。

【饮食禁忌】

莲子涩肠止泻,大便燥结者勿用,特别是年老体弱者,因阴虚内热,肠枯血燥引起的大便燥结,不应使用收涩伤阴之品;莲子心苦寒,不宜空腹服用,胃寒怕冷者不宜喝莲子心茶;藕性偏凉,产妇不宜过早食用;脾胃消化功能低下、大便溏泄者不宜生吃。

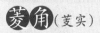

菱角(芰实)

【性味功能】

味甘,性平,无毒。功能清热解暑,止消渴,解酒毒。

【应　　用】

1.小儿头部疮毒,还可解酒。鲜菱草茎(去叶及须根)120克,水煎服。

2.扁平疣、多发性寻常疣。用鲜菱蒂(菱柄)搽擦患处,一日数次。

【食　　疗】

大米菱角粥:大米100克,煮粥,煮至半熟时,加入菱角粉30～60克,同煮熟,用适量红糖调味食用。有健脾益胃,补气防癌作用。适用于慢性泄泻、营养不良、年老体弱等症,并有防治胃癌、食道癌、子宫癌的作用。

【饮食禁忌】

不宜过量,注意不宜与猪肉同煮食用,易引起腹痛。

芡实

【性味功能】

味甘、涩,性平,无毒。具有固肾涩精,补脾止泻的功效。

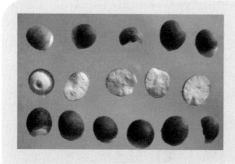

煮熟去壳,粳米 50 克煮粥,日日空腹食用。具有益精气、利耳目的作用。

2.**芡实莲肉糕:**芡实、莲肉、怀山药、白扁豆等分,磨研成细粉,每次 30～60 克,加白糖蒸熟作点心吃。用于治疗慢性腹泻。

【饮食禁忌】

感冒前后、痢疾、腹胀、尿赤便秘、食不运化及新产后等忌服。

【应　用】

遗精滑精,虚弱小儿遗尿,老年人小便频数等。芡实 15 克,金樱子 12 克,菟丝子、车前子各 9 克,水煎服。

【食　疗】

1.**鸡头米粥:**芡实(鸡头米)120 克,

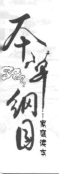

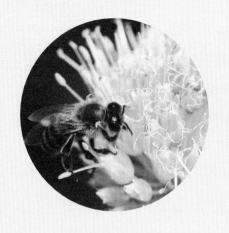

第六章

虫部

蜂蜜

【性味功能】

味甘,性平,无毒。功能清热、补中、解毒、润燥、止痛。

【应　　用】

1.口疮。用蜂蜜浸大青叶含咽。

2.热油烫伤。用蜂蜜涂搽。

3.疔肿恶毒。生蜜与隔年葱共研成膏。把疔刺破涂上,半小时后,以热

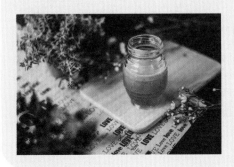

醋洗去。

4.祛斑。用蜂蜜调茯苓末敷搽。

【食　　疗】

1.蜂蜜雪梨:将雪梨挖去核,把蜂蜜倒入梨中,封盖,放锅内蒸熟,食梨饮蜜。用于肺阴不足之干咳无痰、咽干口燥的病人日常调养。

2.蜂蜜山楂茶:将鲜山楂切成薄片,晒干或烘干,放入砂锅内,加水煎煮30分钟,过滤取汁,兑入蜂蜜,拌和均匀即成。功能消积化瘀,活血降压,主治各型高血压病,对合并冠心病、高脂血症者尤为适宜。

3.蜂蜜鸡蛋羹:蜂蜜35克,鸡蛋1个,将鸡蛋打入瓷碗内,放锅内蒸15分钟,熟后稍凉再加入蜂蜜。每日早

171

晨空腹各服 1 剂,长期服用可轻身,健脑,强体。

4.**蜂蜜枣仁茶**:炒酸枣仁 15 克,枣花蜂蜜 90 克。将炒酸枣仁放入杯中,冲入沸水,候温,调入蜂蜜,代茶饮用,每晚 1 剂,具有养心安神的功效。

5.**蜂蜜水果沙拉**:将水果切好,然后用蜂蜜代替沙拉酱拌匀即可,既美容,又不会担心发胖,还可以通便。

【饮食禁忌】

不宜与豆腐、韭菜同食。

蜜蜡

【性味功能】

味甘,性微温,无毒。功能收涩敛疮,生肌止痛。

【应　　用】

1.**溃疡不敛,臁疮糜烂,创伤,烧烫伤,冻疮等**。适量熔化,外用敷患处。

2.**赤白痢疾,症见腹痛难忍,欲便不能**。用黄蜡 9 克,阿胶 9 克,同熔化,加黄连末 15 克,搅匀,分 3 次热服,此方名"仲景调气饮"。

3.**夜盲**。黄蜡不限量,熔成汁,加蛤粉适量调匀。每次用刀子切下 6 克,夹进破开的 2 两猪肝中,用麻绳捆定,煮熟。趁热用水熏眼睛。待水转温时,取肝吃下。每日 2 次,直至病愈。

4.**呃逆不止**。用黄蜡烧烟熏 2~3 次即止。

露蜂房

【性味功能】

味甘,性平,有毒。功能祛风止痛,攻毒消肿,杀虫止痒。

【应　　用】

1.**急性乳腺炎**。露蜂房剪碎置于铁锅中,以文火焙至焦黄取出,碾为极细粉末,每次 1 钱,用温黄酒冲服,每 4 小时 1 次,3 天为一疗程。一疗程后未痊愈者,可再服一疗程。若已有化脓倾向者本法无效,应考虑手术治疗。重症患者配合局部毛巾热敷。

2.**牙痛**。用露蜂房煎醋,趁热漱口。

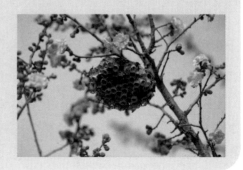

3.**喉痛肿痛**。将露蜂房灰、白僵蚕等分为末。每次用乳香汤送服 1.5 克。

4.**小儿咳嗽**。用蜂房 50 克,洗净烧后研为细末,每次用米汤送下 1～2 克。

5.**绦虫、蛔虫病**。蜂房烧灰存性。以酒送服 1 匙,虫即死出。

6.**蜂蜇人**。用露蜂房末,以猪膏调和敷之。

五倍子

【**性味功能**】

味酸、涩,性寒。功能敛肺降火,涩肠止泻,敛汗止血,收湿敛疮。

【**应　　用**】

1.**肺虚久咳或肺热咳嗽**。常与五味子、罂粟壳等药同用。

2.**久泻久痢**。常与诃子、五味子同用。

3.**遗精滑精**。常与龙骨、茯苓同用。

4.**自汗盗汗**。可单用研为细末,与荞麦等分作饼,煨熟服用;或五倍子 10 克,研细末,温开水调成糊状敷肚脐,外盖纱布,以胶布固定,1～2 日换药 1 次。

【**饮食禁忌**】

湿热泻痢忌服。

桑螵蛸

【**性味功能**】

味甘、咸,性平。功能益肾固精,缩尿,止浊。

【**应　　用**】

1.**肾气虚弱,遗精滑泄**。配龙骨、五味子,以补肾固精。

2.**小儿遗尿**。可单用桑螵蛸(炙黄),将其研为细末服,或配益智仁、煅龙骨,水煎服。

3.**中耳炎化脓**。患处消毒去脓,再用桑螵蛸末加冰片、硼砂末适量,吹入耳道,一日 3 次。

4.**小便淋涩不通**。桑螵蛸(炒黄)30枚,研为细末,用车前子煎汤调服。

5.**产后遗尿或尿频**。桑螵蛸 15 克(炒),龙骨 30 克。同研为细末。吃饭前用粥调服 6 克。

【**饮食禁忌**】

阴虚多火,膀胱有热而小便频数者忌用。

僵蚕

【**性味功能**】

味咸、辛,性平,无毒。功能祛风解

痉,化痰散结。

【应　用】

1.**偏正头痛**。白僵蚕为末,葱茶调服1匙。还可用白僵蚕、高良姜等分研为末,临睡服3克。

2.**风痰喘嗽**。将白僵蚕(炒过,研细)、好茶叶末各50克,一起研为细末。每服15克,临睡时开水泡服。

3.**脸上黑斑**。用白僵蚕末,水调涂搽。

4.**风疹瘙痒**。白僵蚕焙过,研为末,酒送服3克。

斑蝥

【性味功能】

味辛,性热,有大毒。功能破血消癥,攻毒散结。

【饮食禁忌】

本品有大毒,内服过量可引起恶心、呕吐、腹泻、尿血及肾功能损害,故内服宜慎,应严格掌握剂量,体弱及孕妇忌服。外用可刺激皮肤发红发泡,甚至腐烂,不宜大面积使用。

蝎

【性味功能】

味甘、辛,性平,有毒。功能祛风止

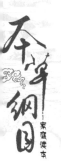

痉,蠲痹舒筋。

水蛭

【性味功能】

味咸、苦,性平,有毒。功能活血化瘀,明目。

蝉蜕

【性味功能】

味甘,性寒。功能散风除热,利咽,透疹,退翳,解痉。

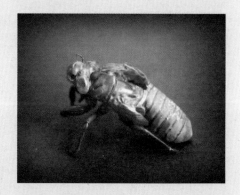

【应　用】

1.**风热感冒,咽痛,音哑**。蝉衣3克,牛蒡子9克,甘草3克,桔梗5克。煎汤服

2.**麻疹不透,风疹瘙痒**。常与薄荷、牛蒡子、紫草同用解表透疹。

3.**目赤,白内障**。常配菊花、决明子、白蒺藜等同用。

【饮食禁忌】

孕妇慎服。

【性味功能】

味辛,性温,有毒。具有解毒、止痛、开窍等功效。

【性味功能】

味辛,性温,有毒。功能息风解痉,退炎治疮,败毒抗癌。

【性味功能】

味咸,性寒,有小毒。功能清热解毒,利尿。

【饮食禁忌】

蜗牛不能与蟹同食。

第六章 虫部

175

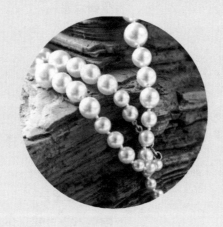

第七章

介部

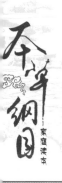

玳瑁

【性味功能】

味甘,性寒,无毒。功能平肝镇心,清热解毒。

鳖

【性味功能】

味甘,性平,无毒。能滋补肝肾,凉血。

【应　　用】

寒湿脚气,痛不可忍。用鳖2个,加水煮,去鳖取汁,再加苍耳、苍术、寻风藤各150克,煎至1500毫升,去渣,趁热熏患处。待药水转温,再浸洗患处。

【食　　疗】

1.杞地鳖肉汤:鳖1只,枸杞子、山药各30克,女贞子、熟地黄各15克。加水适量,小火炖至鳖熟透为止,去药或仅去女贞子,饮汤食肉。用于肝肾虚损,腰脚酸软,头晕眼花,遗精等。

2.二母团鱼汤:鳖1只,知母、贝母、银柴胡、甜杏仁各15克。加水适量,同煎煮至肉熟。食肉饮汤,也可加食盐少许调味。用于肺肾阴虚,骨蒸潮热,手足心热,盗汗,咳嗽,咽干,或肺结核患者而属阴虚发热者。

3.团鱼炖汤:鳖1只,猪脂60克,加水适量,小火炖至烂熟,入食盐少许食。用以治久疟不愈。取其补肝益血,扶正祛邪之功。

【饮食禁忌】

甲鱼滋腻,久食败胃伤中,导致消化不良,故食欲不振,消化功能减退,孕妇或产后虚寒、脾胃虚弱腹泻者忌食;慢性肠炎、慢性痢疾、慢性腹泻便溏者忌食。

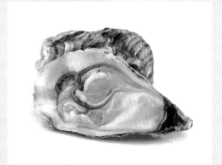

 蟹

【性味功能】

味咸,性寒,有小毒。能解鳝鱼毒、漆毒,治疟及黄疸。

【饮食禁忌】

螃蟹性咸寒,又是食腐动物,故吃时必蘸姜末、醋汁祛寒杀菌,不宜单食;螃蟹的鳃、沙包、内脏含有大量细菌和毒素,吃时一定要去掉;死螃蟹忌食。

 牡蛎

【性味功能】

味咸,性微寒。具有平肝潜阳、重镇安神、软坚散结、收敛固涩的功效。

【应　　用】

1.**心脾气痛,有痰**。将牡蛎煅成粉,

每服1匙,以酒送服。

2.**气虚盗汗**。将牡蛎粉、杜仲等分为末。每服1匙,酒送下。

3.**消渴饮水**。用黄泥封固牡蛎,煅赤,研为细末,每次用活鲫鱼煎汤调下。

【食　　疗】

1.**蛎黄汤**:鲜牡蛎250克,猪瘦肉100克,切薄片,拌少许淀粉,放沸水中煮熟即成。略加食盐调味,吃肉、饮汤。用于久病阴血虚亏,妇女崩漏失血,体虚少食,营养不良等。

2.**蛎肉带丝汤**:蛎肉250克,海带50克。将海带用水发胀,洗净,切细丝,放水中煮至熟软后,再放入牡蛎肉同煮沸,以食盐、猪脂调味即成。用于小儿体虚,肺门淋巴结核、颈淋巴结核,或有阴虚潮热盗汗,心烦不眠等。

【饮食禁忌】

牡蛎肉可生吃,脾虚者则应忌用。

蚌

【性味功能】

味甘、咸,性微寒。能滋阴养肝,明目,清热。

【应　用】

1.痰饮咳嗽。用蛤粉在新瓦上炒红,加青黛少许,每次滴入麻油数点调服。

2.反胃吐食。用蛤粉6克,和生姜汁一碗捣匀,米醋调服,不效再服。

【食　疗】

1.清炖蚌肉:鲜蚌肉250克,加水适量,小火炖熟,加盐少许调味。饮汤食肉。用于口渴多饮。

2.蚌肉明目汤:蚌肉60克,夏枯草、决明子各15克。加水煎汤服。用于肝阴不足,目昏眼干或眵多。

【饮食禁忌】

脾虚便溏腹泻者不宜。

珍珠

【性味功能】

味咸、甘,性寒,无毒。功能镇心安神,养阴息风,清热坠痰,去翳明目,解毒生肌。

【应　用】

安神。珍珠末如豆大1团,蜂蜜调服,一天服3次。

石决明

【性味功能】

味咸,性平。功能平肝息风,潜阳,除热明目。

【应　用】

1.畏光。石决明、黄菊花、甘草各3克,水煎,候冷后服。

2.痘后目翳。石决明火煅过,研为细末,加谷精草等分,共研细,可烤猪肝蘸吃。

3.肝虚目翳(气虚、血虚、肝虚所致,症见眼睛充血,夜如鸡啄,生出浮翳)。石决明(烧成灰)、木贼(焙)等分为末,每次取6克,与姜、枣同水

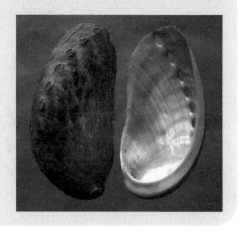

煎,连渣服下。每天服 3 次。

4.**青盲、雀目**。用石决明 30 克(烧灰存性),加苍术 90 克(去皮),共研为细末,每次取 9 克,放入切开的猪肝中,扎定,加水煎熟,趁热熏目,待转温后,食肝饮汁。

5.**小便淋沥涩痛**。石决明研为细末,水飞过,每次服 6 克,开水送下,一天服 2 次。

【饮食禁忌】

体虚寒者忌用。

【性味功能】

味咸,性寒。功能滋阴利水,化痰,软坚。

【食 疗】

1.**蛤蜊汤**:蛤蜊肉 200 克,加水适量,以小火煮熟,稍加食盐调味。饮汤吃肉。用以软坚散结,可用于瘿瘤、瘰疬的辅助治疗。

2.**蛤蜊麦门冬汤**:蛤蜊 100 克,麦门冬 15 克,地骨皮 12 克,小麦 30 克,加水煎汤饮。用于肺痨阴虚,潮热骨蒸,咽干口渴,盗汗等。

【饮食禁忌】

蛤蜊忌于田螺、橙子、芹菜同食。

【性味功能】

味甘、咸,性微寒。能滋阴清热,催乳,利尿。

【食 疗】

1.**蛏肉汤**:蛏肉 250 克,黄酒拌蒸后,煮汤服食。蛏肉能补虚催乳,黄酒拌蒸可使其性转为微温,并能行血脉而通乳汁。用于产后虚损,乳汁不足等。

2.**蒜梗炖蛏干**:蛏干 100 克,蒜梗(大蒜的花茎)50 克。加水适量,用小火炖熟,除去蒜梗,饮汤食用。

【饮食禁忌】

脾胃虚寒、腹泻者应少食

【性味功能】

味甘,性寒。功能制酸,化痰,软坚,止痉。

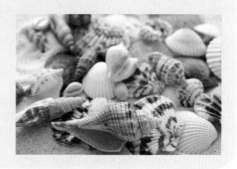

【食 疗】

海螺汤：鲜海螺肉 60 克，加水适量煎汤，捞取海螺肉嚼食。本方取海螺清热明目。用于肝热目赤疼痛多泪。

【性味功能】

味甘、咸，性凉。能清热止渴，利尿通淋，明目，退黄。

【食 疗】

1.田螺粥：田螺肉 120 克，用水略煮后捞起，去壳取肉；糯米 100 克，用煮田螺的水煮稀粥，待米煮透心后，放入田螺肉一同煮熟食。可加猪脂、食盐少许调味。田螺肉能清热止渴，糯米亦主消渴，故同用以增强疗效。用于消渴饮水，小便数多。

2.田螺酒：田螺肉 100 克，捣烂，用黄酒约 200 毫升，微炖后，过滤取汁饮。

【饮食禁忌】

螺肉不宜与中药蛤蚧、西药土霉素素同服；不宜与牛肉、羊肉、蚕豆、猪肉、蛤、面、玉米、冬瓜、香瓜、木耳及糖类同食；吃螺不可饮用冰水，否则会导致腹泻。

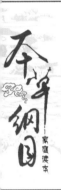

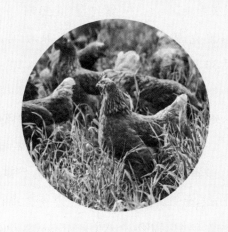

【性味功能】

味甘,性平,无毒。有滋阴益气、暖胃开津、止咳化痰、祛风湿、防衰老的作用。

【食　疗】

1.鹅肉冬瓜汤:鹅肉 250 克,冬瓜 500 克。将鹅肉切块,入锅内加水 500～800 毫升,炖至八成熟时,加入冬瓜,炖至熟烂,味精调味即可。佐餐食,每日分 2 次食完,连用 3～5 日为 1 个疗程。适用于慢性肾炎患者。

2.鹅肉鱼鳔汤:鹅肉 500 克,鱼鳔 40 克,煮熟用食盐、味精调味食用。用

于治疗阴虚发热、手足心热、腰腿乏力、健忘。

3.双仁煲鹅肉:薏苡仁 30 克,桃仁 10 克,鹅肉 400 克,胡萝卜 150 克,绍酒 10 克,酱油 20 克,姜 10 克,葱 15 克,盐 4 克,素油 30 克。薏苡仁洗净,除去杂质;桃仁洗净;鹅肉洗净,用沸水焯去血水,切成 4 厘米见方的块;胡萝卜洗净,切成 4 厘米见方的块;葱切段,姜切片。薏苡仁放入碗内,加水 50 毫升置蒸笼内蒸熟待用。锅置武火上烧热,加入素油烧六成热时,下姜、葱爆香,随即加入鹅肉、盐、酱油、胡萝卜、桃仁、熟苡仁(连同苡仁汁液)、盐炒匀,注入清水 300 毫升用文火煲 45 分钟即成。每

181

日 1 次，佐餐食用，每次吃鹅肉 50 克。用于多发性神经炎患者。

4.鹅肉熟地汤：鹅肉 100 克，熟地 30 克，花粉 15 克，葛根 30 克，怀山药 30 克，莲肉 15 克，扁豆 15 克，水煎，去药渣，饮汤食鹅肉，每日 1 料。适用于糖尿病患者。

5.鹅肉猪肉汤：鹅肉、瘦猪肉各 250 克，怀山药 30 克，北沙参、玉竹各 15 克，同煮汤食用。适用于阴虚气短咳嗽，口干思饮，饮食减少者。

【饮食禁忌】

湿热内蕴、皮肤疮毒、瘙痒症、高血压、高脂血症、动脉硬化之人忌食；鹅肉不可与柿子、鸭梨同食，与鸡蛋同食易损伤脾胃。

【性味功能】

肉味甘，性凉，微毒，有补虚、除热、

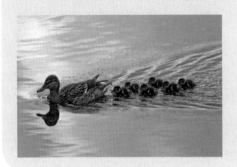

调和脏腑、通利水道、定小儿惊风、解丹毒、止热痢、生肌敛疮的作用。血味咸，性凉，无毒，可解药物、金属和蛇毒。

【应　　用】

1.久虚发热，吐痰咳血。用黑嘴白鸭 1 只，取血，加温酒适量。另将此鸭去毛，破腹去肠，擦拭干净，放入大枣肉 6 斤，参苓平胃散 3 斤，扎定，装入砂锅中以炭火慢煨。取陈酒 1 瓶，分 3 次倒入锅内。待酒干后，吃鸭肉及大枣。此方名为"白凤膏"，常吃，病可渐愈。

2.心中烦热。鸭和葱、豆豉同煮，食肉饮汤。

【食　　疗】

1.鸭肉大蒜汤：老鸭 1 只去毛及内脏，填入大蒜头 5 个煮至烂熟，不加盐可加少量糖，喝汤吃鸭和蒜。适用于慢性肾炎浮肿者。

2.鸭肉煮猪脚：鸭子 1 只去毛及内脏，猪脚 1～2 只，同煮汤食用。适用于四肢无力，产妇产后无乳或乳少。

3.全鸭冬瓜汤：鸭子 1 只去毛及内脏，冬瓜 2 公斤（不去皮），瘦猪肉 100 克，芡实、薏米各 50 克，莲叶 1 片，北沙参 30 克，同煮汤，用食盐、味精等调味食用。是夏季良好的清补食品。

4.**陈皮大鸭**：鸭子1只去毛及内脏，蒸熟倒出汤汁，加入奶汤、鸡汤、酱油、料酒、胡椒粉拌匀，陈皮6克切丝放在鸭子上面，蒸熟食用。适用于脾胃虚弱，食欲不振，营养不良等症，健康人吃了更能精力旺盛。

【饮食禁忌】

便血者不宜服。

鸡

【性味功能】

鸡肉味甘，性微温，无毒。乌骨鸡味甘，性平，无毒。能补中益气。

【应　　用】

1.**反胃吐食**。乌鸡1只，如常法洗净，鸡腹内放入胡荽子500克，烹食。吃过2只，即见疗效。

2.**虚损积劳，身体久虚或大病后出**

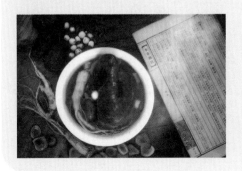

现盗汗、气喘、心悸、胃弱、多卧少起等病象。乌鸡1只，洗净，以生地黄500克（切细），饴糖500克，放入鸡腹内，扎定，用蒸锅蒸熟，吃鸡肉喝鸡汤，勿用盐。一月照此法吃鸡一次，极效。

3.**脾虚腹泻**。用乌骨母鸡1只，洗净，在鸡腹内装入豆蔻30克，草果2枚（烧至外面焦黑，里面焦黄），扎定，煮熟，空腹吃下。

4.**小便淋沥**。鸡内金15克，阴干，烧至外面焦黑，里面焦黄，开水送服。

5.**口疮**。鸡内金烧灰敷涂。

6.**产后血多**。乌鸡蛋3枚。醋100毫升，酒400毫升，搅匀，煮成200毫升，分4次服下。

7.**妇女白带**。用酒及艾叶煮鸡蛋，每天取食。

【食　　疗】

1.**乌鸡肝粥**：乌鸡肝1具，豆豉10克，粳米100克。将乌鸡肝洗净切细。取豆豉煎汁，弃豆豉滤汁，再加鸡肝和粳米煮粥，任意食用。具有养肝明目的功效。适用于肝虚所致的视物不清或夜盲症。

2.**乌鸡粳米粥**：桂圆30克，乌鸡肉100克，大枣10枚，粳米60克，一起入锅煮至米烂粥熟即可。食用时可根据喜好加盐或糖。可滋阴生血、补肝益肾、健脾助运。适用于慢性肝病贫血（如肝硬化或使用干扰素、拉米夫定后贫血等）、白蛋白低下的辅助治疗。

鸽

【性味功能】

肉味咸，性平，无毒。有滋肾益气、祛风解毒、调经止痛的作用。

【食　疗】

1.红枣蒸白鸽：肥大乳鸽一只（去毛和内脏），切块，与黄酒、白糖、酱油和适量花生油（或猪油）拌匀腌渍；去核红枣5枚，泡软切丝香菇3朵，生姜2片同拌匀，隔水蒸熟食用。可供病后调补身体或体质虚弱者食用。

2.鳖甲蒸鸽肉：鸽1只（去毛及内脏），将鳖甲30克打碎塞入鸽腹内，食盐、水适量，隔水蒸熟食用。适用于血虚引起的月经闭止。

【饮食禁忌】

湿热者不宜多食。

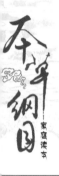

五灵脂

【性味功能】

味甘，性温，无毒。有活血止痛的作用。

【应　　用】

1.目生浮翳。五灵脂、海螵蛸等分为末，每日用熟猪肝蘸末吃。

2.胃痛及小肠疝气，包括妇女妊娠期间及产后胃痛、小腹痛、血气痛等症。五灵脂、蒲黄等分研为细末，以醋2杯调末成膏，加水1碗，煎至七成，趁热服下。痛未止，可再服。以酒代醋亦可，或用醋、糊和药末为丸，童便和酒送服。此方名"失笑散"。

3.虫蛇咬伤。用五灵脂末涂搽。

【饮食禁忌】

不宜与人参同用。

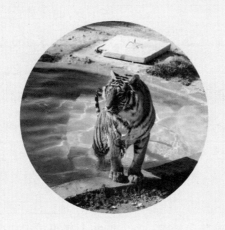

第九章

兽部

【性味功能】

1.猪肉:味酸,性凉,无毒。有补肾养血,滋阴润燥的作用。

2.猪油:味甘,性微寒,无毒。有补虚、润燥的作用。

3.猪髓:味甘,性寒,无毒。有补阴益髓的功效。

4.猪血:味咸,性平,无毒。有补血生血的作用。

5.猪心:味甘、咸,性平,无毒。有补虚益血、镇静安神的功效。

6.猪肝:味苦,性温,无毒。有补肝养血明目的功效。

7.猪肺:味甘,性微寒,无毒。有补虚、止咳、止血的功效。

8.猪肾:味咸,性凉,无毒。有补肾、止遗、止汗、利水的功效。

9.猪肚:味甘,性微温,无毒。有补虚损、健脾胃的功效。

10.猪肠:味甘,性微寒,无毒。有补虚润燥、止渴、止血的功效。

11.猪皮:味甘,性寒,无毒。有滋阴利咽的功效。

12.猪蹄:味甘、咸,性小寒,无毒。有补血、通乳、祛疮的功效。

【应　　用】

公猪肉:

1.**咳嗽**。将猪肉切成短条,用猪油煎熟吃下。

2.**破伤风肿**。取新杀的猪肉,乘热割

185

下小片贴患处。连换 3 片，即可消肿。

3.打伤青肿。炙猪肉贴患处。

猪油：

1.口疮。用猪油、白蜜各 500 克，黄连末 30 克，合煎取汁，熬浓。每次服一团，如枣子般大小，一天服 5 次。

2.咳嗽。用猪油 120 克，煮开多次，切小块，和酱、醋吃下。

3.淋巴结肿大。用猪油腌生地黄，煮开六七次，涂患处。

4.手足皲裂。用猪油化热酒中擦洗。

5.大小便不通。用猪油、姜汁各 400 毫升，加酒 100 毫升同煎，微火煎至 400 毫升，分次服。

6.赤白带。炼猪油 60 毫升，酒 100 毫升，煎开，一次服下。

猪髓：

结核病。猪脊髓 1 条，猪胆 1 枚，童子尿 1 盏，柴胡、前胡、胡黄连、乌梅各 3 克，薤白 7 根，同煎七分，温服。

猪肝：

1.肝热目赤。用猪肝 1 具，切薄，水洗净，调味吃下。

2.水肿尿涩。取猪肝 3 块，绿豆 4 撮，陈仓米 150 克，同水煮粥吃，毒从小便排出。

3.下痢时发时止，日久难愈。用阉猪肝 1 只，切成片，炒杏仁 30 克，同放入锅内，加水 400 毫升，文火煎干，取食。一天吃 1 次。

4.浮肿胀满。用猪肝 1 只，洗净切小块，加葱、豉、姜、花椒，炙食或煮汤吃。

5.打伤青肿。用炙猪肝贴痛处。

猪肾：

1.老人耳聋。用猪肾一对，去膜，切小块，以粳米 300 克、葱白 2 根、薤白 7 根、人参 0.6 克，防风 0.3 克，同煮粥吃。

2.突然咳嗽。用猪肾 2 枚、干姜 90 克，加水 1400 毫升，煮至 400 毫升，趁热服，发汗。

3.肾虚腰痛。猪肾 1 个，切片，用椒盐腌，去腥水，加杜仲末 9 克，包在荷叶中煨食，酒送下。

4.肾虚遗精。用猪肾一枚，切开去膜，填入附子末 3 克，湿纸裹好，煨熟，空腹吃下，并饮酒 1 杯。

5.肾虚阳痿。用阉猪肾 1 对，切片，同枸杞叶 250 克，加豉汁 1 碗，花椒、盐适量，一起煮汤吃。

6.突患浮肿。将猪肾破开，填入甘遂末 3 克，用纸裹好，煨熟吃下。以小便通畅为效,否则需再服。

7.久泄不止。猪肾一个,破开,加骨碎补末,煨熟吃下。

8.痢疾解脓血便。猪肾 2 枚,研烂,加入陈皮、花椒、酱做馄饨,空腹时吃下。

9.赤白带、月经不调。常用猪肾炙食。

10.产后虚汗、发热、肢体疼痛。猪肾 1 对,切小块,粳米 75 克,加椒、盐、葱白煮粥吃。又方:用猪肾同葱、豉一起作汤吃。

母猪蹄:

1.妇女无乳。用母猪蹄 1 只,加水 4000 毫升煮成 1000 毫升,饮汤吃肉;或加通草 1.8 克亦可。又方:用母猪蹄 4 枚,加水 4000 毫升,煮成 2000 毫升,放入土瓜根、通草、漏芦各 90 克,再煮至 1200 毫升,去渣,加葱、豉作粥或汤吃。如身子觉得有热并有微汗即为有效。若乳汁仍不

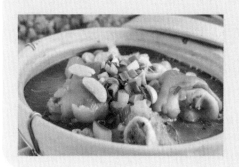

通,可再次服药。

2.背部皮肤毛囊和皮脂腺化脓性炎症。用母猪蹄 1 对,通草 1.8 克,煮汤吃。

 狗

【性味功能】

肉味咸、酸,性温,无毒。有补中益气、温肾助阳作用。胆味苦,性平,有小毒。有清肝明目、止血活血的功效。

【应　　用】

狗肉:

1.元气虚弱。黄狗肉煮熟,捣烂如泥,连汁拌糯米 30 斤,加曲,按照常法酿成酒,每日清晨空腹饮适量。此酒名"戊戌酒"。

2.肺结核。黄童子狗 150 克,去皮毛、肠肚,连同外肾于砂锅内用酒、醋各 2 克,水 400 毫升,地骨皮 500 克,前胡、黄芪、肉苁蓉各 120 克,同煮一日,去药,再煮一夜,去骨,再煮肉如泥。滤入当归末 120 克,莲肉、苍术末各 500 克,厚朴、橘皮末 300 克,甘草末 240 克。一起捣至极烂,做成丸子,如梧子大小。每次服 50～70 丸,空腹服,盐酒送下。此方名"戊戌

丸"。

3.**脾胃虚冷,腹满刺痛**。肥狗肉 250 克,以水和盐、豉煮粥常吃。

4.**浮肿**。肥狗肉 2500 克,蒸熟,空腹吃。

狗胆:

1.**眼涩、眼痒**。可用狗胆汁点眼。

2.**耳朵流脓**。用狗胆 1 只,枯矾 3 克,调匀,用棉裹塞耳内。四次后即愈。

3.**反胃吐食**。用五灵脂末、黄狗胆汁,调成丸子,如龙眼大小。每次服 1 丸,用好酒半碗化服。

4.**痢疾解脓血便**。用冬季取得的狗胆 100 枚,每枚以黑豆充满,加少许麝香。每次服 1 枚,赤痢用甘草汤送下,白痢以干姜汤送下。

5.**腹腔内硬块**。五灵脂(炒至烟尽)、阿魏(去砂,研细)等分,以黄雄狗胆汁调成丸子,如黍米大小。每次空腹时以口水咽服 30 丸。忌食羊肉、醋、面。

【食　疗】

1.**地羊补阳汤**:狗肉 500 克,切块,酌加红辣椒、生姜、橘皮、花椒、食盐,加水适量,以小火炖熟,饮汤食肉。适用于脾肾阳虚,体倦少食,胃脘有冷感,四肢欠温,夜多小便等。

2.**狗肉粥**:狗肉 250 克,切细,粳米 100 克。加水煮成稀粥,稍加猪脂、食盐、生姜调味服食。适用于脾胃虚寒,腹痛喜温,或脾胃虚弱,水肿胀满等症。

3.**黑豆炖狗肉**:狗肉 500 克,切块,黑豆 120 克。加水适量,以小火炖至烂熟,加生姜、花椒、食盐少许调味食。用于肾虚耳聋或遗尿、尿频等。

【饮食禁忌】

阴虚内热者忌服。不宜于春、夏季用。

羊

【性味功能】

肉味苦、甘,性大热,无毒。有补虚祛寒,温补气血,益肾开胃,通乳止带,助阳益精的作用。脂味甘,性热,无毒。有补肾养血,祛风化毒,温中止痢的作用。

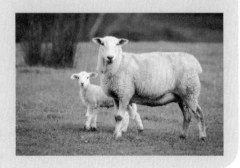

【应 用】

羊肉：

1.**寒劳虚弱，产后胃痛**。用肥羊肉500 克，加水 2000 毫升，煮成 1600 毫升，放入当归 150 克，黄芪 240 克，生姜 180 克，再煮成 400 毫升，分 4 次服下。

2.**阴道大量流血**。用肥羊肉 1500 克，加水 4000 毫升，煮至 2600 毫升，再加生地黄 1500 克，干姜、当归各 90 克，煮成 600 毫升，分 4 次服下。

3.**肾阳虚**。用白羊肉 250 克，生切，加蒜、薤吃下，3 天吃 1 次。

4.**恶寒怕冷**。羊肉 500 克，山药 500 克，煮烂，研成泥，下米煮粥吃。

5.**壮胃健脾**。羊肉 1500 克，切小块，加高粱米同煮，加入调料作粥吃。

6.**损伤青肿**。将新羊肉切片贴上。

羊脂：

1.**汗出不止**。用温酒频化牛、羊脂服下。

2.**口干**。用羊脂如鸡蛋大 1 块、酒 100 毫升，枣 7 枚，一起泡 7 天后取来吃。

3.**产后虚弱**。用羊脂 1000 克，生地黄汁 2000 毫升，姜汁 1000 毫升，白蜜 600 毫升，合煎如饴。每次服 1

杯，温酒送下，一天服 3 次。

4.**背部皮肤毛囊和皮脂腺化脓性炎症初发**。将羊脂、猪脂切片，冷水泡过，贴患处，热则更换。

5.**小儿口疮**。用羊脂煎薏苡根涂搽。

羊血：

1.**鼻血不止**。刺羊血热饮即愈。

2.**产后阴道大量流血**。新羊血一碗饮服。三两次后见效。

3.**便血**。用羊血煮熟拌醋吃。

4.**胎死不出（或死胎不下）**。刺羊血热饮 1 小碗，极效。

羊角：

1.**气逆烦满**。羊角烧灰研为细末，水送服 1 匙。

2.**吐血喘咳**。羊角（炙焦）2 枚、桂末 60 克，共研为末，每次服 1 小匙，糯米汤送下，1 天服 3 次。

3.**跌打伤痛**。羊角灰蘸砂糖水，放瓦上焙焦，研为末。每次服 6 克，热酒送下，同时以热酒揉痛处。

脊骨：

1.**肾虚腰痛**。羊脊骨 1 只，捶碎，同蒜、薤煮食，并稍稍饮酒。

2.**肾虚耳聋**。羊脊骨 1 只，炙过，研细，磁石（煅，醋淬 7 次）、白术、黄芪、干姜（炮）、白茯苓各 30 克，桂 1

克，一起研为末。每次取15克，水煎服。

3.泌尿系统感染、泌尿系统结石及乳糜尿等。 羊脊骨烧后研末，榆白皮煎汤送服6克。

胫骨：

1.筋骨挛痛。 羊胫骨泡酒饮服。

2.月经不断。 用羊胫骨1条，纸裹泥封，火煅赤，加棕榈灰等分。每次服1钱，温酒送下。

牛

【性味功能】

黄牛肉味甘，性温，无毒。能安中益气，养脾胃，补益腰脚，止消渴及唾涎。水牛肉味甘，性平，无毒。能安中益气，养脾胃，强筋健骨，消水肿，除湿气。乳味甘，性微寒，无毒。有补虚损，益肺胃，生津润肠的作用。角䚡味苦，性温，无毒。能止痢止血止带。

【应　　用】

1.癖积（肋下硬，觉有条块状物，胀痛或刺痛）。 黄牛肉500克，怀山药9克，一同煮熟，吃肉喝汤，效果不错。

2.风热毒气。 煎牛乳200毫升，生牛乳200毫升，混匀，空腹服，一天服3次。

3.消渴（心脾有热，下焦虚冷，小便多）。 常喝牛乳或羊乳，每次饮60～80毫升。

4.腹泻。 牛角䚡烧灰，每次服6克，水送下，一天服2次。

5.便血。 黄牛角䚡1具，烧为末，同豆豉煮汁。每次服6克，一天服3次。

6.赤白带。 牛角䚡烧至烟灭，附子以盐水浸7次（去皮），等分研为末。每次服2匙，空腹服，酒送下。

马

【性味功能】

肉味辛、苦，性凉，有毒。有补中益气、补血、滋补肝肾、强筋健骨的作用。乳味甘，性凉，无毒。有止渴清热的作用。白马尿味辛，性微寒，有毒。可治糖尿病。白马屎性微温，无毒。

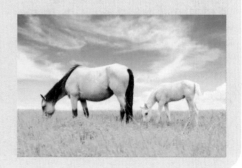

【应　用】

马肉：

头白癣、天花。煮清汁,外洗。

白马尿：

1.妇女乳房红肿。用马尿涂搽,马上见效。

2. 胃痛、腹腔内硬块。用僵蚕末6克,白马尿调服,同时也调敷痛处。

白马屎：

1.吐血不止。白马屎烧过,加水研细,绞汁200毫升饮服。

2.痢疾。马屎1丸,烧灰,水送服。

3.细菌性食物中毒、急性肠炎。马屎研汁饮服。

4.顽固疮疡。马屎及白马牙,一起捣烂,敷上。

 驴

【性味功能】

肉味甘,性凉,无毒。能补益气血,息风安神。髓味甘,性温,无毒。能治耳聋。血味咸,性凉,无毒。有通利大便,清热润燥的作用。

【应　用】

驴肉：

痔疮。煮汁空腹饮用。

驴屎：

1.鼻血不止。驴屎烧灰吹入鼻中,有效。

2.顽固的疮疡、湿癣。驴屎烧灰调油涂搽。

 驼

【性味功能】

驼脂味甘,性温,无毒。主治一切风疾、皮肤病、疮疡等。乳味甘,性冷,无毒。有补中益气、壮筋骨的作用。

 乳酪

【性味功能】

味甘、酸,性寒,无毒。有补肺,润肠,养阴,止渴的作用。

【应　用】

1.荨麻疹。乳酪和盐煮热,用此物按摩疹处。

2.蚰蜒(香油虫)入耳。牛乳酪灌入耳中,过一会儿虫就出来。

 阿胶

【性味功能】

味甘,性平,无毒。有补血止血、滋阴

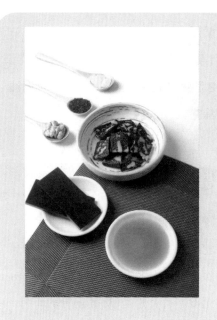

毫升,煮成600毫升,分次服。另外一种方法:阿胶(炒)、蛤粉各30克,辰砂少许,研为末,藕节捣汁,加蜜调匀服下。

6.老人气虚便秘。阿胶(炒)6克,葱白3根,水煎化,加蜜2匙,温服。

7.痢疾。阿胶(炒过,水化成膏)30克,黄连90克,茯苓60克,共捣匀做成丸子,如梧子大小。每次服50丸,粟米汤送下。一天服3次,此方名"黄连阿胶丸"。

8.月经不调。阿胶3克,加蛤粉炒成珠,研为末,热酒送服。

9.月经不断。阿胶炒焦,研为末,酒送服6克。

10.先兆流产(阴道流血)。阿胶90克,炙为末,酒350毫升煎化服下。另外一种方法:阿胶末60克,生地黄250克(捣成汁),加水800毫升,煮成200毫升,分次服。

11.妊娠胎动。香豉1500克,葱1500克,加水600毫升,煮取200毫升,再加阿胶(炙过,研细)60克,化匀服下。另外一种方法:用阿胶(炒熟)、艾叶各60克,葱白500克,加水800毫升,煮成200毫升,分次服。此方名"胶艾汤"。

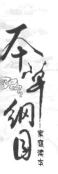

润燥、安胎的作用。

【应　用】

1.鼻血不止。阿胶炙蒲黄15克,每次取6克,加水1碗,生地黄汁20毫升,煎至六成,温服。

2.多年咳嗽。阿胶(炒)、人参各60克,研细。每次取9克,加豆豉汤1碗、葱白少许,共煎服,一天服3次。

3.气喘。阿胶切小块,炒过,加紫苏、乌梅肉(用微火烘干、研)等分,水煎服。

4.呕血。阿胶(炒)9克,木香3克,糯米225克(研为末),和匀。每次服3克,用百沸汤冲下,一天服1次。

5.吐血不止。阿胶(炒)60克,蒲黄900克,生地黄4500克,加水1000

12.**中风**。阿胶微炙熟,先以水 200 毫升,煮香豉 300 克,去渣,以汁和入胶中,再煮开几次,胶化如糖稀,一次服下。服后取葱豉粥温服(不能冷服,否则会呃逆)。照此法服至三四剂,可见效。

【饮食禁忌】

脾胃虚寒、呕吐泄泻者忌用。

【性味功能】

味甘,性平,无毒。有补肺润燥、收敛止血、解毒疗疮、祛风除湿的作用。

【应　　用】

1.**脸部麻痹**。黄明胶熔化,调桂末涂患处,厚 0.5cm。

2.**咳血**。黄明胶(炙干)、花桑叶(阴干)各 60 克,研为末。每次服 9 克,用生地黄汁调下。

3.**吐血咯血**。黄明胶 30 克,切片炙黄,新棉 30 克,烧后研末。饭后,用米汤送下。一天服 2 次。

4.**先兆流产(阴道流血)**。黄明胶 60 克,酒煮化,一次服下。

5.**遗精**。黄明胶 90 克,研为末,以酒 2 碗化服,一天服 3 次。

6.**风湿痛**。黄明胶 30 克,姜汁半杯,同化成膏,摊纸上烤热后贴患处。膏冷即换,可加乳香、没药各 3 克。

7.**跌打损伤**。黄明胶 30 克,干冬瓜皮 30 克,切细,同炒存性,研为末。每次取 15 克,热酒 1 杯调服。服后再饮酒二三杯,保暖卧,发出微汗即止痛。

8.**烫伤**。黄明胶加水,煎成糊状,冷后,涂伤处。

9.**一切肿毒**。黄明胶 1 片,水中泡软,开孔贴患处。无脓者自消,已溃破者使脓流出。

【性味功能】

味苦,性平,有小毒。有清心,豁痰,开窍,凉肝,息风,解毒的功效。

【应　　用】

1.**初生胎热,或身体发黄**。牛黄取黄豆大 1 块,加蜜调成膏,用乳汁化开,频频滴入小儿口中。

2.**小儿热惊**。牛黄取杏仁大 1 块,加竹沥、姜汁各 100 毫升,调匀给小儿服用。

3.**惊嚼舌**。牛黄取豆大 1 块,研细,和蜜水调匀灌服。

【饮食禁忌】

无热邪者不宜服用,孕妇慎用。

狗宝

【性味功能】

味甘、咸,性平,有小毒。有降气、开郁、解毒作用。可治噎膈反胃、痈疽疮疡。

虎

【性味功能】

虎骨味辛,性微热,无毒。可祛风通络、强筋健骨,用于风湿痹痛、脚膝酸软。虎肉味酸,性平,无毒。有补脾胃、益气、壮筋骨的作用,适用于脾胃虚弱、恶心呕吐、疟疾。

【应　　用】

1.痢疾,经年不愈。虎骨炙焦捣末,每次服2克,一日3次。

2.痔疮脱肛。虎胫骨2节,蜜60克,炙红捣末,蒸饼做丸如梧子般大,每早用温酒冲服20丸。

3.肛门挺出。虎骨烧成末,每日服2克。

4.健忘惊悸。把虎骨酥炙,白龙骨、远志肉各等分捣为末,每日3次,姜汤冲服,时间长了可以令人聪慧,此方名为"预知散"。

5.手臂、胫骨疼痛。用虎胫骨60克(捣碎炙黄)、羚羊角屑30克,新芍药60克(切细),都用酒泡7日(秋冬时加倍),每日空腹饮1杯。

6.腰脚不灵。用虎胫骨20cm,刮去肉膜,炙酥黄,捣细,装袋中,以酒800毫升浸泡,在火上微温7日后,随量饮用。

7.关节疼痛。用虎胫骨(酒炙)90克,没药210克,共研为末。每次服6克,温酒送下。一天服3次。

8.火烫伤。将虎骨炙焦,研为细末敷涂。

【饮食禁忌】

血虚火盛者慎服虎骨。

附:临床上多用代用品。

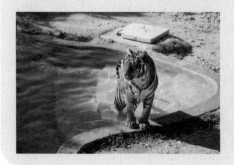

豹

【性味功能】

豹肉味酸,性平,无毒。能安五脏,壮

筋骨,强志气,耐寒暑,使人威健勇猛。

【应　用】

1.**脱发**。豹脂涂头皮,可生发。

2.**头屑多**。豹的头骨烧成灰,化入水中淋头可去皮屑。

附:临床上多用代用品。

象

【性味功能】

象牙味甘,性寒,无毒。象肉味甘、淡,性平,无毒。

【应　用】

1.**小便不通**。用象牙煎汤服用。若是小便过多,则烧成灰服用。

2.**骨刺入肉**。象牙刮成粉末,和水煮过的白梅肉调匀涂患处,可使骨刺变软。

3.**脾胃虚弱、反酸,泄泻腹痛,不思饮食**。用象骨(火煅)120 克,肉豆蔻、

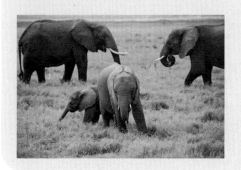

枳壳(炒)各 30 克,诃子肉、甘草(炒)各 60 克,干姜 15 克,炒成末,每次服 9 克,用水 300 毫升,煎至250 毫升,和渣热服。此方名为"象骨散"。

附:临床上多用代用品。

犀

【性味功能】

犀角味苦、酸、咸,性寒,无毒。功能清热定惊,凉血解毒。

【应　用】

1.**吐血不止**。鹅肝或鸭肝、犀角、生桔梗各 30 克为末,每次服 6 克,以酒送下。

2.**小儿惊痫,症见嚼舌、翻眼、不知人事**。犀角磨水取浓汁服用,立刻生效。服犀角末亦可。

3.**清热解毒**。用生犀角尖,磨水取浓汁,频频饮服。

4.**下痢鲜血**。犀角、地榆、生地黄各30 克,共研为末,加蜜炼丸,如弹子大。每次取 1 丸,水 200 毫升,煎至100 毫升,去渣,温服。

附:临床上多用水牛角作为犀角的代用品。

野猪

【性味功能】

肉味甘,性平,无毒。为补益药。有补肌肤、益五脏、让人肥健作用。治癫痫、虚弱羸瘦,便血,痔疮出血。

【应　用】

1.久痔、便血不止、肛周疼痛。野猪肉 1000 克,切块,加入调味品烤炙,空腹服用,作羹亦可。

2.妇人少乳或无乳。野猪脂炼净和酒,每日服 3 次。

熊

【性味功能】

熊脂(熊白)味甘,性微寒,无毒。能补虚损、强筋骨、润肌肤。熊肉味甘,性平,无毒。能补虚损、强筋骨。熊胆味苦,性寒,无毒。熊掌有益气御寒之效。

【应　用】

1.白发。熊脂、蔓荆子末,等分和匀,调醋涂搽。

2.白秃头癣。可用熊脂敷涂。

3.手癣。熊脂 30 克,瓦松 9 克,轻粉 3 克,樟脑 3 克,都研为末。先以甘草

9 克,桂枝 9 克煎汤洗之,烘干,以熊脂调各末,搽并烘手,一日 3 次。

4.中风、手足麻痹。熊肉 500 克,切后加到豆豉汁中,和葱、姜、椒、盐制成腌腊品,空腹吃。

5.白内障。可用熊胆加冰片少许滴眼。

6.多年痔疮。用熊胆涂在伤口上有神奇的效果,一切配方皆不如此。

7.蛔虫病。用熊胆如大豆大 1 块,和水服下,极效。

8.小儿惊痫。用熊胆如黄豆大 1 块,加竹沥化匀服下。

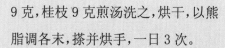

羚羊

【性味功能】

羚羊角味咸,性寒,无毒。有平肝息风、清热明目之效。

【应　用】

1.噎塞不通。将羚羊角屑研为细末,水送服 1 匙。同时以角摩擦噎塞部位。

2.胸胁痛、腹痛。将羚羊角烧为末,水送服 1 匙。

3.堕胎腹痛,出血不止。将羚羊角烧灰,取 9 克,淋酒送服。

4.遍身赤丹(丹毒色纯赤者)。将羚

羊角烧灰,鸡蛋清调匀涂搽。

附:羚羊角药价昂贵,现在临床上往往用山羊角来代替,两者的作用大体相仿。

山羊

【性味功能】

肉味甘,性热,无毒。有补虚助阳的功效。可治虚劳内伤、筋骨痹弱,腰脊酸软,阳痿,带下,不孕。但不利于生季节病的人。

鹿

【性味功能】

1.**鹿茸**:味甘,性温,无毒。有补精髓、助肾阳、强筋健骨的作用。

2.**鹿角**:味咸,性温,无毒。为补阳药。

3.**鹿角胶**:味甘,性平,无毒。有补血益精的作用。

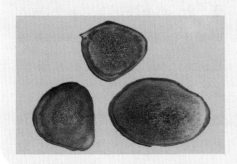

4.**鹿骨**:味甘,性微热,无毒。功能补虚羸、强筋骨。

5.**鹿肉**:味甘,性温,无毒。有补脾益气、温肾壮阴的功效。

【应　　用】

1.**身体虚弱,头昏眼黑**。用鹿茸(酥炙或酒炙)、鹿角胶(炒成珠)、鹿角霜、阳起石(煅红,酒淬)、肉苁蓉(酒浸)、酸枣仁、柏子仁、黄芪(蜜炙)各30克,当归、黑附子(炮)、地黄(九蒸九焙)各24克,辰砂1.5克,共研为末,加酒、糊做成丸子,如梧子大。每次服50丸,空腹服,温酒送下。此方名"斑龙丸"。

2.**阳痿,小便频数**。用嫩鹿茸30克(去毛切片),加山药末30克,装布袋内,放入酒坛7天,然后开始饮服,每次服1杯,一天服3次。同时将酒中的鹿茸焙干,作丸服。此方名"鹿茸酒"。

3.**阴虚腰痛,不能转侧**。用鹿茸(炙)、菟丝子各30克,茴香15克,共研为末,以羊肾2对,酒泡后煮烂,捣如泥,和成丸子,如梧子大。每次服30~50丸,温酒送下。一天服3次。

4.**腰膝疼痛**。鹿茸涂酥,炙紫,研为末。每次服3克,酒送下。

5.妇女白带。鹿茸(酒蒸,焙干)60克,金毛狗脊、白蔹各 30 克,共研为末,以艾煎、醋调、糯米糊和末,做成丸子,如梧子大。每次服 50 丸,温酒送下,一天服 2 次。

6.骨虚劳极(面肿垢黑,不能久立,发落齿枯)。鹿角 60 克,牛膝(酒浸、焙)45 克,共研为末,加炼蜜做成丸,如梧子大。每次服 50 丸,空腹服,盐酒送下。

7.肾虚腰痛。鹿角屑 90 克,炒黄,研为末。每服 10 克,空腹服,温酒送下,一天服 3 次。

8.妊娠腰痛。鹿角尖 15 厘米长,烧红,浸在 200 毫升酒中,再烧再浸数次后,研为末。每次服 10 克,空腹服,酒送下。

9.先兆流产。用鹿角屑、当归各 15克,加水 3 碗,煎成一碗半,一次服下,二服可愈。

10.胎盘滞留。鹿角屑 1 克为末,姜汤调下。

11.筋骨疼痛。鹿角烧至外面焦黑,里面焦黄,研为末。每次服 3 克,酒送下。一天服 2 次。

12.跌打损伤,血瘀骨痛。鹿角研为细末,每次服 10 克,酒送下,一天服 3 次。

13.五色丹毒(包括新生儿臀部丹毒,腮腺炎,大人颜面丹毒、足丹毒等)。鹿角烧为末,调猪油敷涂。

14.背部毛囊和皮脂腺化脓性炎初起。鹿角烧灰,调醋涂搽。

15.疖背肿毒。用鹿角尖磨浓汁敷涂。

16.盗汗遗精。用鹿角霜 60 克,生龙骨(炒)、牡蛎(煅)各 30 克,共研为末,加酒、糊做成丸子,如梧子大。每次服 40 丸,盐汤送下。

17.虚损尿血。用鹿角胶(炙过)90克,加水 400 毫升,煮取 280 毫升,分次服下。

18.小便不随意地流出。鹿角霜研为细末,加酒、糊做成丸子,如梧子大。每次服 30~40 丸,空腹服,温酒送下。

19.汤火灼伤。用鹿角胶加水浓煎,待冷后取涂患处。

【食 疗】

1.鹿茸蒸蛋:鹿茸 0.5 克,研细末,鸡蛋 2 个。鸡蛋敲破,倾入碗中,放入鹿茸及盐、胡椒粉,一并调匀,蒸熟食。用于体弱阳虚,精血不足,阳痿,夜尿多,手足欠温,或血压偏低。

2.人参鹿茸鸡肉汤:鸡肉 120 克,红参(或高丽参)12 克,鹿茸 32 克。取鸡胸肉或鸡腿肉洗净,去皮,切块;人参切片。全部材料放入炖盅内,加开水适量,加盖,隔水慢火炖 3 小时,汤成可供饮用。适用于大病或失血后伤及元气,或房劳过度,耗竭肾精。

3.鹿茸怀山药竹丝鸡汤:鹿茸 4 克,怀山药 40 克,竹丝鸡 120 克。鹿茸、怀山药洗净;竹丝鸡肉去皮,洗净切块,放入开水中煮 5 分钟,取出过冷水。把用料放炖盅内,加适量开水,隔水慢火炖 2~3 小时,汤成趁热服。常用治肾阳不足、精血亏虚、腰酸肢冷、带下过多、宫冷不孕、小便清长。

4.鹿肉黄芪汤:鹿肉 120 克,切块,黄芪 30 克,大枣 10 个。加水煎煮,煮至肉熟透,饮汤食肉。适用于气血不足、虚赢少气或产后缺乳等。

5.鹿肉杜仲汤:鹿肉 120 克,切块,杜仲 12 克。加水煎煮,煮至肉熟透,稍加食盐、胡椒调味。饮汤食肉。用于肝肾不足、阳虚精少、筋骨不健所致的腰背酸痛,脚膝乏力,阳虚尿频。

【饮食禁忌】

阴虚阳亢者忌服。

 麝

【性味功能】

麝脐香辛,性温,无毒。为芳香开窍药。

【应　　用】

1.**中风,昏迷不醒。**麝香 6 克,研为末,加清油 60 克,和匀灌下,自然苏醒。

2.**头痛。**麝香 0.5 克,皂角末 3 克,包在薄纸中,放头痛部位的头发中,外用布包炒盐乘热熨贴。盐冷则换。如此几次,不再发病。

3.**催生。**用麝香 3 克,水研细后服,立即下胎。另外一种方法:用麝香、盐豉 30 克,烧红为末,以秤锤淬过的酒送服 6 克即下, 此方名"胜金散"。

4.**毒气。**用水送服麝香 1 克即解。

【饮食禁忌】

孕妇忌用,以免流产。

 狼

【性味功能】

肉味咸,性热,无毒。为补益药,可补脾胃、填骨髓。

【应　用】

1.牛肉中毒。狼肉烧成灰,用水冲服2克。

2.狂犬病。狼骨刮成末用水送服。

水獭

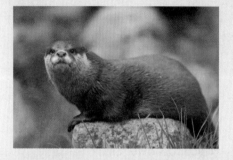

【性味功能】

肝味甘,性温,有毒。能疏肝理气,补肾,止咳。用于肺结核咳嗽,气喘,盗汗,夜盲。

【应　用】

1.虚劳咳嗽。水獭肝烧灰,以酒送服。

2.痔疮出血。水獭肝烧为末,每次服3克,水送下。

3.便血不止。水獭肝一具煮熟,调味吃下。

刺猬

【性味功能】

皮味苦,性平,无毒。有凉血、解毒、止痛的作用。

【应　用】

1.痔疮出血。刺猬皮、穿山甲等分量,烧至外面焦黑,里面焦黄,加肉豆蔻一半,研碎,每次服3克,空腹服,热米汤送下。

2.便血。刺猬皮1块,放锅内烤焦,去皮留刺,加木贼15克(炒黑),一起研为末。每次服6克,热酒调下。

3.痢疾。刺猬皮烧灰,酒送服6克。

4.脱肛。刺猬皮500克(烧过)、磁石(煅)、桂心各15克,共研为末。每次服6克,米汤送下。

5.鼻血不止。刺猬皮1块,烧为末。取1.5克,用棉裹塞鼻中。

6.睫毛倒刺。刺猬刺、枣针、白芷,等分量研为末,吸入与病眼同侧的鼻孔中,同时,口含冷水。

7.反胃吐食。刺猬皮烧灰,酒送服;或煮汁服;或以五味腌猬皮,炙服。

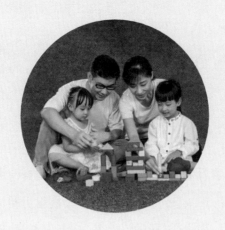

【性味功能】

味苦,性微温,无毒。主治咳嗽、五淋、大小便不通、小儿惊痫,可止血。

【应　　用】

1.**鼻血不止**。用乱发烧灰吹入鼻中。另外一种方法:用乱发灰 3 克,人中白 1.5 克,麝香少许,共研为末,入鼻中。此方名"三奇散"。

2.**肺脓疡吐血**。用发灰、米醋 120 克,开水一碗,调服。

3.**诸窍出血**。用头发、败棕、陈莲蓬,各烧成灰,等分和匀。每次服 9 克,木香汤送下。

4.**小便尿血**。发灰 6 克,用醋汤送服。

5.**尿路结石**。乱发烧至外面焦黑,里面焦黄,取 6 克,加麝香少许,米汤送服。

6.**便血**。乱发 15 克(烧成灰),鸡冠花、柏叶各 30 克(研为末)和匀。临卧时以酒送服 6 克,次早再饮温酒 1杯,即可见效。

7.**大小便闭**。用乱发灰 3 小撮,水 100毫升送服。

8.**龟头炎、龟头溃疡、阴茎溃疡**。用发灰 3 克、刺核 7 个,共烧为末,敷涂患处。

乳汁

【性味功能】

味甘、咸,性平,无毒。能补五脏,令人肥白润泽。有益气、润肤、生发的功效。

【应　用】

1.**眼睛红肿流泪**。乳汁和浓豆豉汁服用,有神效。

2.**失音不语**。用人乳、竹沥各120克,温服。

【性味功能】

味甘、咸,性温,无毒。主治气血不足,妇女劳损。

【应　用】

1.**妇女劳疾咳嗽、发热**。用初生男孩的紫河车,洗净,煮熟切细,烘干研为细末,加山药60克,人参30克,白茯苓15克,研为末,用酒糊成梧子大小的丸子,与麝香一起放置7天,每次温服30～50丸,盐汤水送下。此丸名为"河车丸"。

2.**虚弱多病,吐血虚瘦**。用初生婴儿的紫河车,洗净至清汁流出乃止。以酒煮烂,捣如泥,加白茯苓末,做成梧子大小的丸子,每次服百丸。

3.**癫痫**。紫河车洗净,煮烂食用。

4.**目赤生翳**。将初生婴儿的紫河车晒干,焙过,研为细末,每日敷眼中,直至病愈。

【食　疗】

大造丸:用紫河车一具,男病用女胎,女病用男胎,在淘米水中洗净后,在新瓦焙干,研为末,或加淡酒蒸熟,捣晒为末;龟板放童便中泡3天,酥油炙黄,取60克;黄柏去皮,盐酒浸炒,取45克;杜仲去皮,酥炙,取45克;牛膝去苗,酒浸后晒干,取36克;肥生地黄75克;天门冬(去心)、麦门冬(去心)、人参各36克,夏月再加五味子21克。以上各药,除地黄外,共研为末(忌用铁器),然后与地黄膏、酒、糊同做成丸子,如小豆大。每次服80～90丸,空腹服,盐汤送下,冬月则用酒送下。女子服,可去龟板,加当归60克,以乳煮糊为丸。男子遗精,女子带下,可另加牡蛎粉30克。此方有安神养血,益气补精的功效。

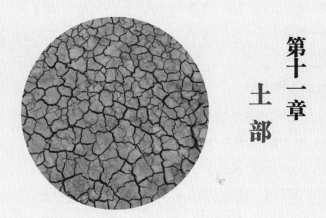

伏龙肝

【性味功能】

味辛,性微温,无毒。有温中止呕,燥湿,止血的作用。

【应　　用】

1.突然昏倒。伏龙肝研末,约 9 克,冲水服,引起呕吐即醒。

2.中风口噤(口不能言,心神恍惚,手足不能随意运动;或腹痛,时而晕厥)。用伏龙肝 15 斤,加水 1600 毫升,搅清后取上层饮之。

3.躁狂症。伏龙肝研末,水冲服一茶匙。一日服 3 次。

4.小儿夜哭不止。用伏龙肝 6 克,朱砂 3 克,麝香少量,一同研为末,加蜜,做成绿豆大的丸子。每次服 5 丸。

5.舌头变硬,不能转动。用伏龙肝调牛蒡汁涂搽。

6.冷热胃痛。用伏龙肝末 1 茶匙,是热痛则以热水温烫后服,是冷痛则用酒冲服。

7.反胃。将陈年的伏龙肝研末,用米汤送下,每次服 9 克。

8.突然咳嗽不止。用伏龙肝 0.3 克,加豆豉 2.1 克,捣成梧桐子大（约 0.5 厘米)的丸子。每次服 40 丸。

9.吐血,便血。伏龙肝与多年烟壁土等分,每次取 15 克,加 2 碗开水煮,煮成 1 碗时,等澄清,饮上层清水,空腹服。另吃些白粥补身体。

10.**妇女月经淋漓不止**。用伏龙肝 15 克,阿胶、炒蚕沙各 30 克,一同研为末。每次服 6～9 克,用酒送下,直到病痊愈为止。

11.**妇女赤白带**。伏龙肝、棕榈灰、屋梁上尘等分,各炒到烟尽,一同研为末,加龙脑、麝香各少许。每次服 9 克,温酒或淡醋汤送下。患赤白带有一年之久者,照此法治疗,半月可愈。

12.**产后恶露不下**。用伏龙肝研末和酒服,每次服 6 克,泻出恶露即愈。

13.**小儿脐疮**。用伏龙肝末敷上。

14.**小儿丹毒**。用陈年伏龙肝末和屋漏水(亦可用刚从井中打来的水、鸡蛋白或油)调敷。药干即换。

【饮食禁忌】
阴虚失血及热证呕吐反胃者忌服。

百草霜

【性味功能】
味辛,性温,无毒。有消化积滞、止血

的作用。

【应　　用】

1.**流鼻血不止**。用百草霜末吹入鼻孔,血立止。

2.**吐血**。用百草霜末 6 克,以糯米汤送下。又方:百草霜 15 克,槐花末 60 克,一同研细,每次服 6 克,茅根汤送下。

3.**齿缝出血**。用百草霜末涂搽,有效。

4.**妇女月经过多**。用百草霜 6 克,拌狗胆汁,分 2 次服,当归酒送下。

5.**便血**。百草霜 15 克,米汤调匀,放在外面露一夜,第二天早晨,空腹服下。

6.**鼻前庭湿疹及鼻前庭炎**。用百草霜 6 克,冷水冲服。

7.**头上诸疮**。醋汤洗净后,在百草霜内加少量轻粉,以生油调匀涂患处。

【饮食禁忌】
阴虚火旺,咳嗽肺虚者勿用。

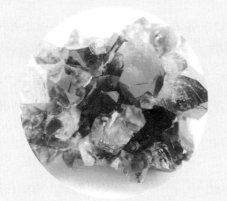

第十二章 金部*

自然铜

【性味功能】

味辛,性平,无毒。有行血散瘀,破积,接骨,止痛的作用。

【应　　用】

1.胃痛。自然铜先经火煅(即烧红),

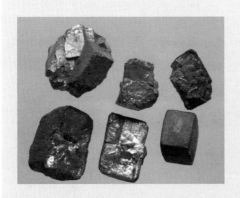

然后醋淬(即蘸醋浇上去,令红消热退),淬后又煅,反复9次,最后研为细末。每次取一小撮,调醋服。

2.地方性甲状腺肿大。将自然铜丢在水缸里,每天饮食,都用此水。时间长了,甲状腺肿大慢慢消除了。或把自然铜烧成烟气,张口吸入也可以。

3.暑湿瘫痪。把自然铜烧红,酒里浸一夜,加炮过的川乌头、五灵脂、苍术(酒浸)各30克,当归6克,一起浸酒里。浸后取出,做成梧桐子大(约0.5厘米)的丸子。每次服7丸,酒送下。吃到四肢麻木,是瘫痪快好

---

* 注:金部所列药物建议在医师或药师指导下使用。

的表现,可以停止服药。

4.骨折。 用自然铜磨酒服或用铜屑和酒服,均有效,但骨接好之后,不可以经常服用。

【饮食禁忌】

阴虚火旺,血虚无瘀者禁服。

密陀僧

【性味功能】

味咸、辛,性平,有毒。有消肿杀虫,收敛防腐,坠痰镇惊的作用。

【应 用】

1.痔疮。 铜青、密陀僧各3克,麝香少许,共研细,以水调和涂患处。

2.婴儿疤疮。 用密陀僧研末撒敷,内服苏合香丸。

3.腋下狐臭。 先洗净腋下,油调密陀僧末涂上。另用3克密陀僧末放入一只热馒头中,夹在腋下。

4.口臭。 密陀僧末3克,醋调漱口。

5.口疮。 用煅过的密陀僧研末,敷疮上。

6.鼻内生疮。 用密陀僧、香白芷,相等分量研末,蜡烛油调涂患处。

7.黑斑。 密陀僧60克,研细,人乳调搽。夜间搽药,白天洗去。

8.夏天汗斑、痱子。 密陀僧24克,雄黄12克,一同研细。先以姜片擦皮肤发热,再用此姜片蘸药粉擦汗斑。第2日斑疹即焦枯。

9.下肢慢性溃疡。 用密陀僧末加香油调成膏,摊在油纸上反复贴患处。

【饮食禁忌】

本品以外用为主,长期或大量使用易引起铅中毒。内服宜慎,不可过量,体虚及孕妇、儿童禁服。

【使用注意】

本品有毒,请在医生指导下应用。

铁落

【性味功能】

味辛,性平,无毒。有平肝镇惊,解毒敛疮,补血的作用。

【应 用】

1.小儿丹毒。 将铁落研细,调猪油涂搽。

2.狐臭。 将铁落炒热,用布包裹,熨腋下。

【饮食禁忌】

肝虚及中气虚寒者忌服。

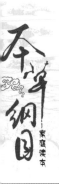

【性味功能】

味甘,性温,无毒。有镇心安神,温肺,降逆气,暖子宫的作用。

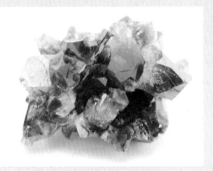

【应　　用】

1.心悸。紫石英 150 克,打成豆大小,水里淘 1 遍,用水 2000 毫升,煮取 400 毫升,慢慢服,或煮粥吃,水喝完了可再煎。

2.心悸失眠。紫石英 30 克(火煅,醋淬 7 次,研细末,水飞过),当归、远志、枣仁、川贝母、茯苓、柏子仁各 60 克,川黄连 9 克(俱用盐水拌炒),研为末,炼蜜丸。每早服 9 克,临睡服 12 克,俱用黑枣汤下。

3. 妇人宫寒不孕或受孕多小产者。紫石英 60 克(火煅醋淬 7 次,研细末,水飞过),香附(醋炒)、当归、川芎(酒炒)、白术(土拌炒)各 90 克,枸杞子(酒洗,炒)、熟地黄(酒煮,捣膏)各 30 克。炼蜜为丸,约 0.5 厘米大。每早晚各服 9 克,好酒送下。

【饮食禁忌】

阴虚火旺者忌服。

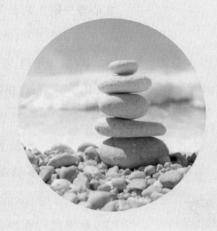

第十三章
石部

朱砂

【性味功能】

味甘,性微寒,有毒。具镇静安神、明目和杀菌等功效。

【应　　用】

1.心神不宁,心悸,失眠。朱砂、黄连各15克,当归6克,生地黄9克,甘草6克,研为细末,做成药丸如麻子大,朱砂为衣,每次服30丸,睡觉时用水送下。

2.惊风抽搐。朱砂1.5克,天南星3克,全蝎3个,研匀,每次服1.5克,薄荷汤下。

3.明目。光明砂(朱砂中之最好的)30克,神曲120克,磁石60克,上3味研为细末,炼蜜为丸,如梧桐子大(直径约0.5厘米)。每次服3丸,一天3次,常服对视力有好处。

【饮食禁忌】

不宜过量、久服,以免汞中毒。肝肾病患者慎用。

【使用注意】

本品有毒,请在医生指导下应用。

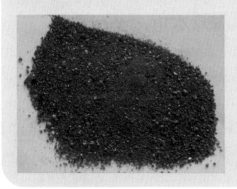

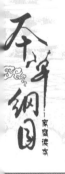

【性味功能】

味辛、甘,性大寒。功能清热泻火,除烦止渴。

【应　用】

1.**各种热病、传染病引起的精神障碍**。用石膏6克,黄连3克,一同研细。甘草煎汤,放冷送下。此方名"鹊石散"。

2.**小儿丹毒**。用石膏粉30克调水涂搽。

3.**结核病**。石膏300克,研细,水调服。每次服一茶匙,一天2次。

4.**肺热喘嗽**。石膏60克,炙甘草15克,一同研为末,每次服9克,生姜蜜汤送下。

5.**痰热喘嗽**。石膏、寒水石各15克,研细,人参汤送下。

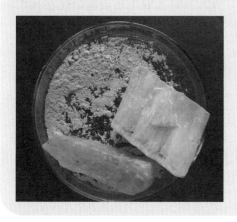

6.**胃火牙痛**。石膏30克,火煅,淡酒淬过。加防风、荆芥、细辛、白芷各1.5克,一起研细。天天擦牙,有效。

7.**眼睛红肿,视物模糊**。石膏90克,竹叶50片,砂糖30克,粳米450克,先以水3大碗煎石膏、竹叶,煮成2大碗,去渣取汁,加米煮粥,调糖吃下。

8.**头痛流泪**。煅石膏60克,川芎60克,炙甘草15克,一起研为末。每次服3克,葱白茶汤调下。一天服2次。

9.**流鼻血**。石膏、牡蛎各30克,研细,每次服6克,刚打上来的井水送下。同时用水调少量药滴鼻内。

10.**筋骨疼痛**。石膏9克,面粉21克,研细,加水调匀,在锅里煅红。冷定后化在滚酒中,趁热服下。盖被发汗。连服药3日,病愈。

11.**烫伤**。可用石膏粉敷上。

12.**疮口不收**。石膏烧红,研末,取60克,加铅丹15克,一同研为末,撒疮上。此方名"红玉散"。

13.**口腔溃疡,咽痛**。石膏煅过,取90克,加丹砂0.5克,龙脑少许,一同研细,点患处。

【饮食禁忌】

虚寒证禁服,脾胃虚弱及血虚、阴虚

发热者慎服。

滑石

【性味功能】

味甘,性寒,无毒。有利尿通淋,清热解暑,祛湿敛疮的作用。

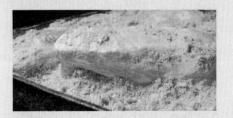

【应　　用】

1.烦热口干。滑石60克,捣碎,加水3大碗,共煎成3碗。去渣留水,和米煮粥吃。

2.小便不通。用滑石粉3斤,加车前汁,调匀,涂肚脐周围,干了就换。冬天没有车前汁,可用水代替。

3.怀孕的妇女小便不通。用滑石粉和水调匀,糊在脐下2寸处。

4.夏季肠胃炎。好滑石(烧过)120克,藿香3克,丁香3克,一起研为末。每次服6克,米汤送下。此方名"玉液散"。

5.热疮(遍身流黄水)。先用虎杖、豌豆、甘草各等分,煎水洗浴,然后用滑石粉扑敷身上。

6.下部湿汗。滑石30克,石膏(煅过)15克,枯白矾少许,一起研为末,干搽患处。

7.脚趾缝烂痒。治法同上。

【饮食禁忌】

孕妇慎服。脾胃虚弱,热病津伤,或肾虚滑精者禁服。

炉甘石

【性味功能】

味甘,性温,无毒。有解毒,明目退翳,收湿止痒敛疮的作用。

【应　　用】

1.眼睛红肿。炉甘石(火煅、尿淬)、风火硝等分为末。每次取少许,加清水化匀点眼。

2.白内障。炉甘石、青矾、朴硝等分为末。每次取1小茶匙,化在开水中,等稍冷,即用以洗眼。一天洗3次。

3.一切目疾。用炉甘石半斤,加锉成

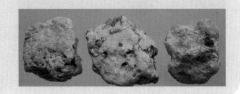

小粒的黄连 120 克,放在瓦罐里,煮沸两次。去掉黄连,单取炉甘石研末,加冰片 7.5 克。一起研匀,贮存在小瓦罐中。每次用少许点眼。多次必有效。又方:煅炉甘石 3 克,皮硝 3 克,一起研细。热水泡来洗眼。

4.视物模糊。 炉甘石半斤,煅赤,研细;另取黄连 120 克,切片煎水浸泡炉甘石粉,澄清后,取粉晒干。用时,每次取这种炉甘石粉 0.9 克,加铅粉(黄连水浸过后再炒)0.9 克,雄黄粉 0.3 克,冰片 0.15 克,一起研匀,点眼。很有效。

5.睑缘炎。 炉甘石(火煅,童便淬 7 次)120 克,放在地上出毒 3 日,研细后点眼。点前用椒汤洗目。临睡点三四次,第二天早上,以温茶洗去。又方:炉甘石(火煅)1 斤,用黄连 120 克煎的水淬(水浸一下立刻取出来)7 次。研炉甘石,加冰片少许,点眼。又方:炉甘石、石膏各 3 克,海螵蛸 0.9 克,一起研细,加少量冰片和麝香,点眼。又方:先用黄连 30 克煎水,加入童便半碗,再煎,又加入朴硝 30 克,再煎。另取炉甘石 60 克,火煅后放入先制的水中淬过。淬后又煅,煅后又淬,反复 7 次,研成细

末。加蜜陀僧 30 克,共研后贮存,用时点眼。

6.耳流脓液。 用炉甘石、矾石各 6 克,胭脂 1.5 克,麝香少许,一同研细,吹耳内。

7.牙齿稀疏。 炉甘石(煅过)、石膏等分为末,每次用少许擦牙,忌用牙刷。日久,牙渐密。

8.阴部湿痒。 炉甘石 0.3 克,蚌粉 0.15 克,一同研为末,敷患处。

【饮食禁忌】

忌内服。外用可致接触性皮炎、红皮病等。

石灰

【性味功能】

味辛,性温,有毒。有燥湿杀虫止痒,止血定痛,解毒敛疮的作用。

【应　　用】

1.中风口㖞。 新石灰醋炒后,调如泥,涂口侧。口向左歪,涂右边;口向右歪,涂左边。很快就可牵正。

2.牙痛。 用放了 2 年的陈石灰、细辛,等分为末,擦牙。

3.龋齿。 用石灰和砂糖塞在牙中。

4.脱肛。 石灰烧热,裹在布里,让病人

坐在上面,冷了便换,有效。

5.**脱发**。石灰9斤,水拌炒焦,泡在600毫升酒中,每次服60毫升。

6.**脸上黑痣**。用水调石灰1碗,把完好的糯米若干粒半插石灰中,半露石灰外。过一夜,米色变如玻璃。治疗时,先以针轻拨黑痣,点少许玻璃状米粉在痣上。半天后,痣内有汁水流出,挑去米粉,痣处2天不沾水,即愈。

7.**疗疮**。石灰、半夏等分为末,敷患处。

8.**腮腺炎**。用醋调石灰敷肿痛处。

9.**顽固性疮疡**。陈石灰研细,加鸡蛋清调成泥,煅过,再研。以姜汁调敷。

10.**风疹**。治法同上。

11.**痱子**。石灰30克(煅过),蛤粉60克,甘草30克,一起研为末,作扑粉扑痱子上。

12.**烫伤**。陈石灰粉扑伤处,或加油调涂亦可。

13.**打伤肿痛**。用新石灰粉加麻油调搽。

14.**刀伤**。用石灰粉敷上,外用布裹,能止痛、止血,也好得快。如伤口很深,可稍加滑石粉。

15.**虫咬伤**。用醋调石灰涂搽。

【注意事项】

使用过量对皮肤有损害。

 浮石

【性味功能】

味咸,性小寒,无毒。有清肺化痰,软坚散结的作用。

【应　　用】

1.**咳嗽不止**。浮石研细,煎水服,或和蜜做成丸子吞服。

2.**耳底有脓**。浮石30克,没药3克,麝香0.6克,一同研细,吹入耳底。之前须揩净耳底的脓汁。

3.**早期梅毒**。浮石(火煅、醋淬,反复数次)60克,金银花30克,一同研细,每服7.5克,水煎服。病在唇边者,饭后服药;病在阴部者,饭前服药。患病已1年者,服药半年可愈。

4.**背部疗疮**。浮石15克,没药7.5克,一同研为末,加醋、糊少许,做成丸子,如梧桐子大(约0.5厘米)。每次服6～7丸,临睡时服,冷酒送下。

5.**顽固性疮疡**。治法同上。

【饮食禁忌】

虚寒咳嗽者禁服。

【性味功能】

味咸,性微温,无毒。有温肾壮阳的作用。

【应　　用】

1.**淋巴管炎**。阳起石煅后研细,清水调搽。

2.**滑精**。阳起石煅后研细,加钟乳粉等分,再加酒煮过的附子末,调一点面粉把药和成直径 0.5 厘米的丸子。每次服 50 丸,空腹服,米汤送下。直至病愈为止。

3.**阳痿**。阳起石煅后研细,每次服 6克,盐酒送下。

【饮食禁忌】

阴虚火旺者禁服,不宜久服。

【性味功能】

味辛,性寒,无毒。有平肝潜阳,聪耳明目,镇惊安神,纳气平喘的作用。

【应　　用】

1.**耳聋**。用磁石一小粒,放入病耳内。铁砂末放入不病的那只耳,病耳渐愈。又方:豆大磁石一粒,加少许

穿山甲烧成的灰,用丝棉包好塞耳内。口含生铁一小块,觉得耳中有风雨声即不聋。

2.**风湿病腰腿疼痛**。磁石 90 克,白石英 60 克,捶碎,浸入 4000 毫升水中,放在地上。每天取此水煮粥吃。过一年,体质转强。

3.**阳痿**。磁石 5 斤,研细,用酒浸半月。每次服 600 毫升,白天服 3 次,临睡前服 1 次。

4.**白内障**。磁石(火煅、醋淬 7 次)60克,丹砂 30 克,生神曲 90 克,一起研为末。另用神曲末 30 克煮成糊,加蜜做成丸子,直径约 0.5 厘米大。每次服 20 丸,空腹服,米汤送下。此方名"磁朱丸"。

5.**子宫脱垂、阴道壁膨出**。磁石经酒浸、火煅、研细后,加米糊做成丸子,直径约 0.5 厘米大。每晚临睡前服40 丸,滑石汤送下。第二天早上,服磁石散 6 克,米汤送下。磁石散配方是:磁石(酒浸过)15 克,铁粉 7.5克,当归 15 克,一起研为末即成。

6.**肛管直肠脱垂**。磁石(火煅、醋淬 7次)15 克,研细。每次服 3 克,空腹服,米汤送下。

7.**刀伤后出血不止**。用磁石粉敷上,

能止痛止血。

8.各种肿毒。 用磁石 9 克,金银藤 120 克,铅丹 240 克,香油 1 斤,熬成药膏,摊厚纸上贴患处。

【饮食禁忌】

脾胃虚弱者慎服,不宜多服、久服。

代赭石

【性味功能】

味苦,性寒,无毒。有平肝潜阳,重镇降逆,凉血止血的作用。

【应　　用】

1.哮喘。代赭石研末,米醋调服。

2.急慢惊风。取刷净的代赭石,砸碎,入坩埚内,在无烟的炉火上煅红透,取出,立即倾入醋盆中淬酥,捣碎,再煅淬一次,取出,晒干,碾成粗末(代赭石 100 斤,用醋 2 次共 50～60 斤)研细,水飞后晒干。每次服 3 克或 1.5 克,真金汤调下。连续 3 天服

用,如脚胫上出现红斑,即是邪出病情好转的表现。如始终不现红斑,即无效。

3.小肠疝气。代赭石(火煅、醋淬)研细。每次服 6 克,白开水送下。

4.吐血、鼻血。代赭石 30 克,火煅、醋淬多次,研细。每次服 3 克,开水送下。

5.妇女血崩。代赭石火煅、醋淬 7 次后研细。每次服 6 克,开水送下。

6.眼睛红肿,不能睁开看东西。代赭石 0.6 克,石膏 0.3 克,研细,清水调匀,敷两侧眼角和太阳穴。

7.各种疮疖。代赭石、铅丹、牛皮胶等分为末,冲入一碗好酒,等澄清后,取酒服。沉渣敷患处,干了就换。

8.癫病、神经官能症。百合 7 个(劈破),冷水浸一夜;另取代赭石 30 克,滑石 90 克,冷水 2 盅,合煎成 1 盅。把百合汁加入,再煎成 1 盅,温服。

【饮食禁忌】

虚寒证、孕妇慎服。请在医师指导下使用。

禹余粮

【性味功能】

味甘,性平,无毒。有涩肠止泻,收敛止血的作用。

【应　　用】

1.大肠咳嗽(一咳便排出粪来)。赤石脂、禹余粮各 1 斤,打碎,加水 1200 毫升,煮成 200 毫升。去掉沉渣,分 2 次服。此方名"赤石脂禹余粮汤"。

2.腹泻不止。用禹余粮 120 克(火煅,于米醋内淬,如此 7 遍后捣、研碎像面一样),加乌头 30 克(冷水浸一夜,去皮、脐,用火烤干,捣罗为细末)。两药和在一起,稍滴醋加糊,做成丸子,如绿豆大。饭前服 5 丸,温开水送下。

3.阴道炎、子宫颈炎、盆腔炎、妇科肿瘤等疾病引起的赤白带。用禹余粮(火煅、醋淬),加干姜等分。如果只有赤带,则干姜减半。两药共研细。每次服 2 茶匙,空腹服。

【饮食禁忌】

实证忌服,孕妇慎用。

食盐

【性味功能】

味甘、咸,性寒,无毒。有涌吐,清火,凉血,解毒,软坚,杀虫,止痒的作用。

【应　　用】

1.下部蚀疮(男子阴茎睾丸肿疡,女子阴部生虫生疮)。将盐炒热,用布包好,令病人坐布袋上。

2.腹泻肛门疼痛。将盐炒热,用布包好,熨患处。

3.牙痛。用槐枝煎成浓汤 2 碗,加盐 1 斤煮干,炒后研细。每天用来擦牙。

4.龋齿。盐 15 克,皂荚 2 个,一起烧红,研细。每晚临睡前,用来揩牙,一月后可治愈。

5.眼睛常流泪。用盐少许点眼中,冷水洗数次即愈。

6.身上如有虫在爬。用盐和水(1:10)煎汤洗澡,连洗三四次,有效。

7.蜈蚣咬人,蜂、蝎子叮咬。嚼盐涂伤处或用热盐水洗伤处。

8.皮肤化脓溃烂作痒。用盐抹患处周围,痒即止。

【饮食禁忌】

咳嗽、口渴慎服,水肿者忌服。

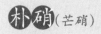 **朴硝**（芒硝）

【性味功能】

味苦，性寒，无毒。有泻热润燥，清热消肿，软坚散结的作用。

【应用】

1.**小便不通**。芒硝9克，茴香酒送下。

2.**两眼红肿**。芒硝粉放在豆腐上蒸化，取汁点眼。

3.**睑缘炎**。芒硝用水蒸，露一夜，过滤。以上面的清液洗眼。虽病了很久，亦能治。

4.**牙痛**。把皂荚煎成浓汁，加入朴硝煎化。倒在石上，等结成霜后，刮取擦牙。

5.**咽喉肿痛、声音嘶哑**。用朴硝30克，分次细细含咽，有效。如感吞咽困难，加生甘草末7.5克吹入喉部。

6.**口舌生疮**。用朴硝含口中。

7.**指头肿痛**。用芒硝煎水浸泡指头。

8.**风疹、油漆过敏性皮炎**。用芒硝煎水涂擦。

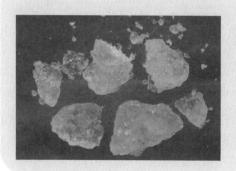

9.**痔疮肿痛**。芒硝30克（或加马齿苋60克），水煎熏洗。

【食疗配方】

1.**朴硝香肠**：猪小肠1副，新鲜猪肉（肥三成，瘦七成腿肉为佳）5000克，优质白酒50克，胡椒粉3克，白糖200克，五香粉1包，精盐160克，花椒粉10克，朴硝2.5克。将猪肉切成小条，朴硝放入白酒内溶化，下入料酒、盐、糖、五香粉、胡椒、花椒，搅拌均匀成馅，腌制2小时后，再拌匀，6～8小时后，用漏斗装入猪肠衣内，并用筷子塞紧实，刺孔放气，用麻绳拴成15厘米的长段。挂于通风处晾半个月即成。食用时，蒸约20分钟即熟，晾凉切片装盘（宜于冬至前后制作）。功用为滋阴润燥，补脾开胃，益气血，助消化。用于脾胃虚弱、气血不足、食少乏力、便血、痔疮等症。

2.**皮硝黑鱼汤**：朴硝12克装入黑鱼（500克以上，1条）腹内，煮熟，吃肉喝汤，1日1剂，连用3天。治疗肝硬化腹水。

【饮食禁忌】

脾胃虚寒者及孕妇禁服。内服量大可致腹泻。水肿者酌情慎用。请在医师指导下使用。

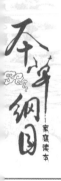

216

药名索引

五画

六画

七画

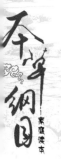

八画

九画

十二画

药名索引